Vertrauen nach Fehlgeburt

Für Nila
und ihre Geschwister

Rosa Koppelmann

Vertrauen nach Fehlgeburt

Selbstbestimmt und kraftvoll
durch eine herausfordernde Zeit

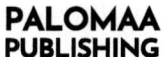

PALOMAA
PUBLISHING

Wichtiger Hinweis

Alle Behandlungsvorschläge, Hinweise, Ratschläge und Übungen in diesem Buch sind von der Autorin sorgfältig geprüft worden. Sie ersetzen jedoch nicht die persönliche Begleitung und Abklärung durch behandelnde Ärzte und Hebammen. Bitte wende dich bei allen medizinischen Auffälligkeiten oder unklaren Symptomen direkt an deine Ärzte oder Hebammen. Eine Haftung vonseiten der Autorin oder des Verlags wird ausdrücklich ausgeschlossen.

Copyright © 2020 Palomaa Publishing
1. Auflage Juni 2020
www.palomaapublishing.de
Umschlag, Layout und Satz: Katja Rub, Leipzig
Fotografie Cover und Innenteil: Cate Brodersen, Zürich
Verlag: Palomaa Publishing, Leipzig
Herstellung: BoD – Books on Demand, Norderstedt

ISBN Hardcover: 978-3-9821915-0-8
Dieses Buch ist auch als eBook erschienen.

Bibliografische Information der Deutschen Nationalbibliothek:
Die Deutsche Nationalbibliothek verzeichnet diese Publikation in der Deutschen Nationalbibliografie; detaillierte bibliografische Daten sind im Internet über http://dnb.d-nb.de abrufbar.

Inhalt

EINLEITUNG

Einleitung

2017 hat mir meine erste Fehlgeburt den Boden unter den Füßen weggerissen und mir mein immer präsentes, positives Gemüt und mein Urvertrauen mit einem ordentlichen Knacks versehen. Mein Weltbild und mein Vertrauen sind in sich zusammengebrochen. Bis dahin war ich überzeugt, dass ich alles schaffen kann, was ich will – allein, aber insbesondere zusammen mit meinem Mann. Doch dann ging etwas ganz und gar schief. 2018 hat mich meine zweite Fehlgeburt dann von dem Trauma der ersten Fehlgeburt geheilt. Es fühlte sich an, als dürfe ich die Geburt noch einmal erleben, um den Schmerz der ersten Fehlgeburt zu transformieren – in die Liebe und die Dankbarkeit, die ich bei der zweiten Stillen Geburt fühlte.

Beide Stille Geburten haben mir im Nachhinein sehr viel mehr gegeben, als sie mir genommen haben. Und wenn ich heute an meine beiden Fehlgeburten zurückdenke, spüre ich nichts als Dankbarkeit für die Erfahrungen, die ich machen durfte. Negative Gefühle habe ich keine mehr, da ich heute davon überzeugt bin, dass alles genau richtig war, so wie es war. Dieses Gefühl von Frieden in Bezug auf eine Fehlgeburt wünsche ich jeder Frau – und daher habe ich dieses Buch geschrieben.

Im Zuge meiner persönlichen Erfahrungen habe ich mich viel mit anderen Frauen ausgetauscht, die ebenfalls die Erfahrung einer Stillen Geburt gemacht haben. Die Gespräche, die oft von Trauer und Bedauern überschattet waren, haben mich nachdenklich gemacht. Der frühe Tod eines Kindes ist nichts Ungewöhnliches. Aber in unserer Gesellschaft ist er dermaßen tabuisiert, dass man als Frau schnell das Gefühl hat, ein Fehler zu sein, wenn einem das winzige Baby im Bauch stirbt.

Das macht mich traurig. Wir Frauen sind wundervolle, kraftvolle Wesen – und daran ändert auch eine Fehlgeburt nichts.

Nach meinen eigenen Erfahrungen war es mir zunehmend ein Anliegen, mit anderen Frauen zu teilen, dass sie kein Fehler sind, wenn sie ein Baby verloren haben – und ihnen das Vertrauen in ihre weibliche Kraft zurückzugeben. Aus meinen Gesprächen mit anderen Frauen, mit Hebammen und mit betroffenen Männern ist dieses Buch entstanden. Hier teile ich Erfahrungen von mir und anderen, aber auch Tools, die mir geholfen haben, wieder ins Vertrauen zu finden. Insbesondere als ich nach meinen Fehlgeburten wieder schwanger war, war ich oft nervös und angespannt. Ich wünschte mir aber sehr, die Schwangerschaft zu genießen und auch mein Baby nicht die ganze Zeit mit Stresshormonen zu füttern. Also fing ich an, verschiedene Techniken auszuprobieren: Meditation, Mantras und Affirmationen sind einige ganz konkrete Hilfsmittel, die jeder ohne Vorkenntnisse anwenden kann. Andere Dinge, die mir geholfen haben und die ich in diesem Buch teilen möchte, sind der enge Kontakt zu einer Hebamme oder Doula und die heilende Kraft der Natur.

In diesem Buch teile ich zunächst meine eigene Geschichte und lasse dann andere Frauen zu Wort kommen. Außerdem teile ich verschiedene Interviews: mit zwei Hebammen, mit Expertinnen auf den Gebieten der Aromatherapie und der Stimmarbeit sowie mit zwei Männern – denn auch der Mann verliert ein Baby. Das wird nur allzu häufig vergessen. Nicht zuletzt stelle ich ganz konkrete Tools vor und erkläre, wie Meditation und Co. helfen können, wieder ins Vertrauen zu finden. Ich hoffe, mit diesem Buch viele Frauen zu erreichen, die sich nach einer Fehlgeburt allein fühlen und sich danach sehnen, verstanden und gesehen zu werden. Jeder einzelnen von ihnen möchte ich sagen: Du bist wertvoll! Du bist wertvoll und eine wunderbare, kraftvolle Frau!

Ich hoffe, dieses Buch ist dir eine Unterstützung!

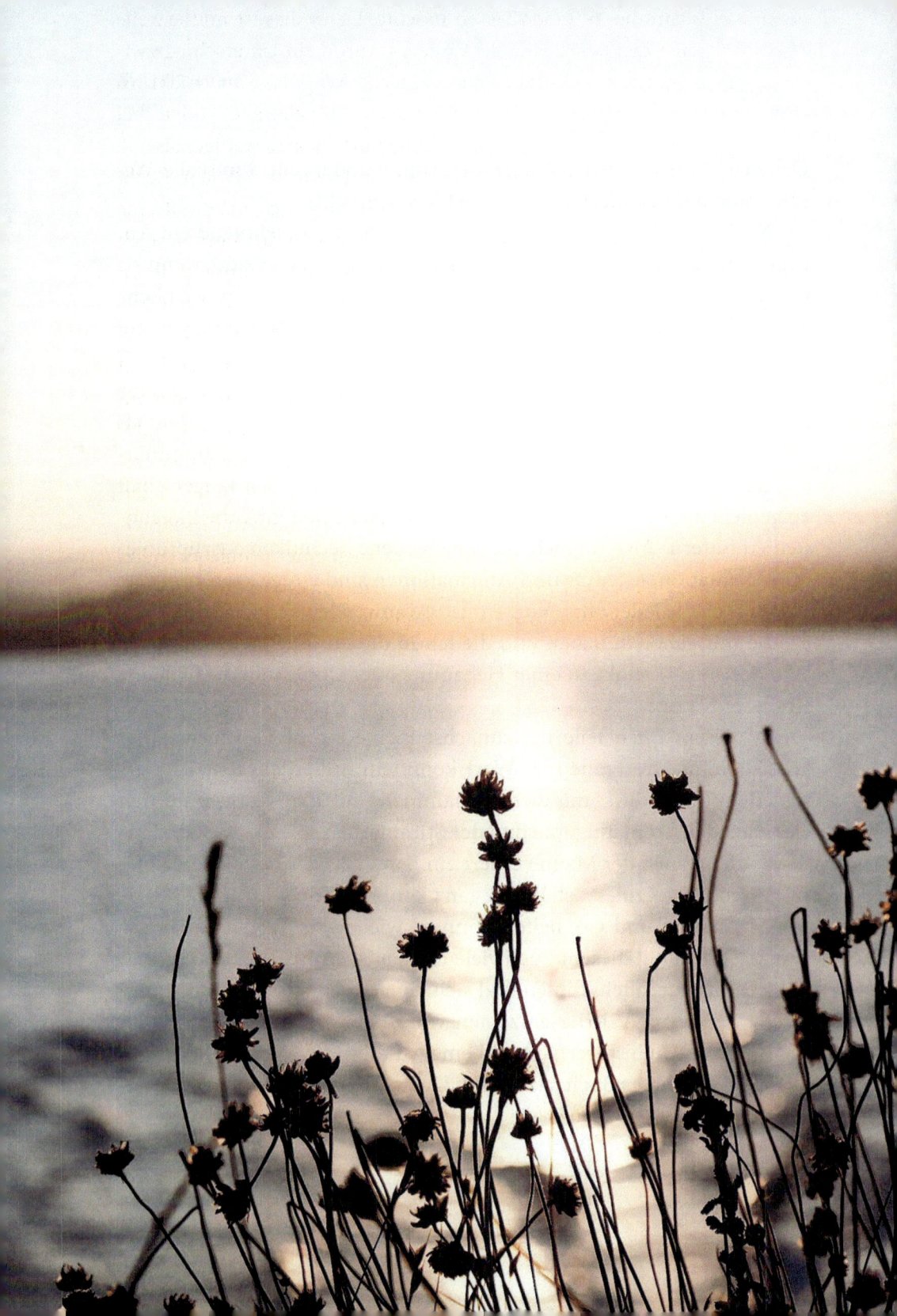

TEIL 1

FEHLGEBURT ERLEBEN

Teil 1: Fehlgeburt erleben

Im nachfolgenden ersten Teil dieses Buches geht es darum, was Fehlgeburten sind, warum Fehlgeburten passieren und wie unterschiedlich man sie erleben kann. Neben einigen allgemeinen Fakten und meinen Gedanken dazu teile ich meine eigenen Erfahrungen und lasse andere Frauen und Männer zu Wort kommen. Außerdem erkläre ich in diesem Teil des Buches, warum ich es so wichtig finde, eine Hebamme als kompetente Stütze an der Seite zu haben – sowohl in der Schwangerschaft, als auch während und nach der Fehlgeburt. Um diesen Punkt zu vertiefen, habe ich auch zwei Hebammen interviewt. Schließlich gibt es noch ein Kapitel zum Thema Partnerschaft und Fehlgeburt. Als ich mit dem Schreiben dieses Buches anfing, hatte ich dieses Thema gar nicht im Kopf. Ich habe bei meinen Recherchen aber festgestellt, dass eine sehr große Nachfrage danach besteht. Jetzt bin ich sehr glücklich, einige Tipps mit dir teilen zu können, sodass deine Partnerschaft nach einer Fehlgeburt nicht leidet, sondern sich eher noch vertieft. Am Ende des ersten Teils dieses Buches habe ich zudem ein Kapitel über Abschiedsrituale gesetzt, welche allein oder zusammen mit dem Partner oder der Familie vollzogen werden können. Nach dem Abschied geht es dann im zweiten Teil damit weiter, wie du nach einer Fehlgeburt ganz konkret wieder ins Vertrauen finden kannst.

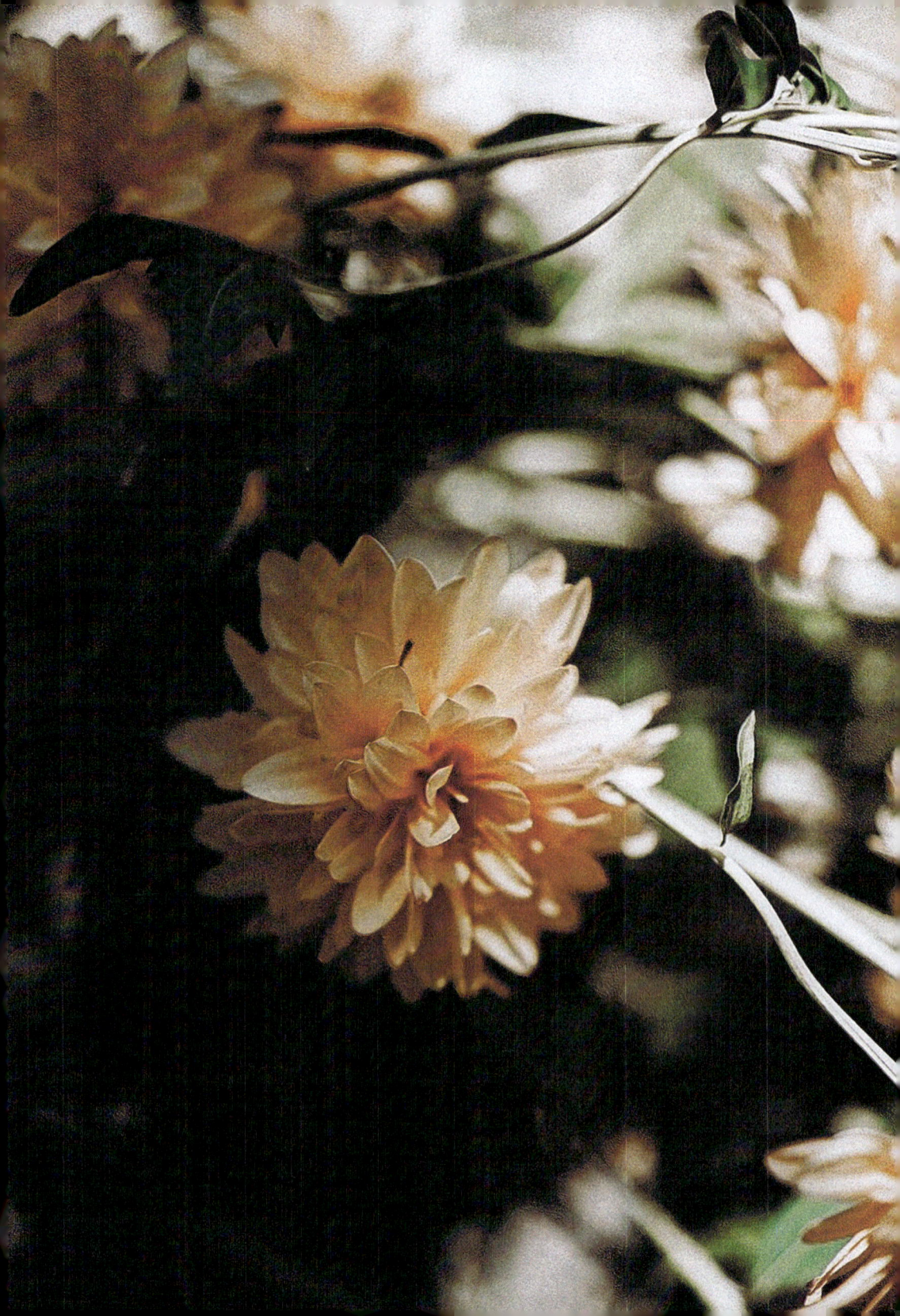

WAS IST EINE

„FEHL"-GEBURT?

Was ist eine „Fehl"-Geburt?

Was ist überhaupt eine „Fehlgeburt"? Ein Fehler? Nicht unbedingt! In diesem Kapitel möchte ich dir erklären, was eine Fehlgeburt ist, welche Formen es gibt und warum ich denke, dass eine Fehlgeburt wahrlich kein Fehler ist.

Allgemein spricht man von einer Fehlgeburt, wenn ein Baby in der Frühschwangerschaft verstirbt. Um nicht von vornherein davon auszugehen, dass jede Fehlgeburt ein Fehler ist, kann man auch die Formulierung „Stille Geburt" verwenden – still, da das Kind in diesem Leben nicht dazu kam, einen Laut von sich zu geben. Ich persönlich bevorzuge diese Formulierung, da ich meine Fehlgeburten nicht als Fehler ansehe. Einige Frauen sprechen auch von einer „Kleinen Geburt". In der Frauenarzt-Praxis hört man dagegen häufig die Begriffe „Abort" beziehungsweise „Spontanabort" für die spontane Fehlgeburt oder „Missed Abortion" für eine sogenannte „Verhaltene Fehlgeburt". Verhalten deswegen, weil die Schwangere selbst zunächst gar nicht merkt, dass ihr Kind nicht mehr lebt. Diese Form der Fehlgeburt wird meist zufällig bei einer der Ultraschall-Routineuntersuchungen in der Arztpraxis festgestellt. Häufig merken Frauen, dass etwas mit ihrer Schwangerschaft nicht stimmt, wenn sie plötzlich Wehen bekommen und/oder anfangen, stark zu bluten. Dann handelt es sich um einen Spontanabort. Viele Frauen merken aber zunächst gar nicht, dass das winzige Baby im Bauch nicht mehr lebt. Bei einer verhaltenen Fehlgeburt bleibt der tote Embryo zunächst noch in der Gebärmutter und erst, wenn die Schwangere in der Frauenarztpraxis die Diagnose „Missed Abortion" bekommt, erfährt sie davon, dass ihr Baby nicht mehr lebt. Die Vorgehensweise ist in der Regel so, dass die Schwangere bei einer verhaltenen

Fehlgeburt vor der zwölften Schwangerschaftswoche ins Krankenhaus überwiesen wird. Dort wird ihre Gebärmutter dann ambulant ausgeschabt (die sogenannte Curettage).

Alternativ kann die Frau ein Medikament einnehmen, welches das Abstoßen des Fötus' veranlasst. Die Schwangere kann aber auch erst einmal abwarten, was passiert – diese Option wird ihr allerdings leider nicht immer von ihrer Ärztin oder ihrem Arzt vorgeschlagen. Bei der Diagnose „Missed Abortion" nach der zwölften Schwangerschaftswoche wird die Schwangere ebenfalls in ein Krankenhaus vermittelt. Dort wird die Geburt durch eine Infusion eingeleitet und danach erfolgt die Ausschabung. So ist die allgemeine Vorgehensweise, aber so muss es nicht sein! Im Kapitel „Fehlgeburt selbstbestimmt erleben" erfährst du mehr über deine Möglichkeiten und Rechte.

Allgemein spricht man in Deutschland übrigens bei Babys, die ab einem Gewicht von 500 Gramm tot geboren werden, über eine „Totgeburt". Und bei den kleinen Seelen, die unter 500 Gramm wiegen und tot zur Welt kommen, wird der Begriff „Fehlgeburt" verwendet. Kinder, die Fehlgeburten sind, werden auch „Sternenkinder" genannt. So kann der Eindruck vermieden werden, dass es sich um einen Fehler handelt, und der Gedanke, dass die kleine Seele wieder bei den Sternen ist, ist ja irgendwie auch sehr schön.

Obwohl medizinisch nur die Geburten „fehlerfrei" sind, bei denen am Ende ein gesundes, properes Baby auf die Welt kommt, sind Fehlgeburten meiner Meinung nach alles andere als Fehler – im Gegenteil! Fehlgeburten passieren, wenn der weibliche Körper versteht, dass das kleine Körperchen im Bauch nicht lebensfähig wäre oder seine Zeit einfach noch nicht gekommen ist, und daher dafür sorgt, dass der winzige Organismus den Mutterkörper wieder verlässt. Ich finde, das ist alles andere als ein Fehler, sondern ein Wunder! Wie wunderbar, dass unser Körper so gut darauf achtet, nur die Babys auf die Welt zu bringen, die im Mutterleib gut versorgt werden können, die bereit sind und sich später den Herausforderungen des Lebens stellen können. Und bevor du dich jetzt fragst, warum ausgerechnet dein Körper die kleine Seele wieder losgelassen hat, möchte ich dir gleich sagen: Du bist nicht allein! Ganz und gar nicht! Fehlgeburten sind sehr viel eher die Norm als die Ausnahme: Einige Experten gehen davon aus, dass auf jede Geburt eine Stille Geburt kommt, andere gehen immerhin noch von einem Anteil von 25 Prozent aus. Egal, wer von den Experten recht hat, fest steht: Mindestens ein Viertel aller Schwangerschaften – und möglicherweise sogar die Hälfte – endet in einer Stillen Geburt! Und wir Menschen sind nicht die einzigen Lebewesen, die regelmäßig Fehlgeburten erleben: Katzen haben zum Beispiel in jeder Schwangerschaft auch Kätzchen, die im Bauch sterben. Da Katzen nur von vornherein mehrere Babys im Bauch haben, fällt das nicht so auf. Und dass bei Katzen nur einige der Kätzchen zur Welt kommen, liegt nicht daran, dass die Katzenmamas zu viel Stress haben, auch nicht daran, dass sich die Katze falsch ernährt hat und auch nicht daran, dass die Katze noch nicht bereit ist für ihre Mutterrolle. Es passiert einfach auf Grund von genetischen Ursachen, die niemand so genau erklären kann. Und das ist bei den meisten Frauen nicht anders. Fehlgeburten sind so gesehen also völlig normal. Trotzdem werden Fehlgeburten in unserer Gesellschaft immer noch stark tabuisiert. Heute reden viele Frauen immerhin mit ihren Partnern und manchmal auch mit ihren engen Freundinnen über ihre Erfahrungen. Somit sind wir schon sehr viel weiter als vor 50 Jahren, wo eine Frau die Stille Geburt wortwörtlich still und heimlich durchgemacht und niemandem davon erzählt hat. Insofern sind wir schon auf einem guten Weg, aber dennoch bin ich der Meinung, dass wir noch viel offener über Stille Geburten sprechen sollten. Die „Regel", dass man erst ab der zwölften Woche von der Schwangerschaft erzählen sollte, wurde ja auch eingeführt, damit man aus der „Risikozeit" raus ist, bevor man über die Schwangerschaft spricht – denn die meisten Fehlgeburten passieren in den ersten zwölf Wochen der Schwangerschaft. Und na klar, wenn man von vornherein niemandem erzählt, dass man schwanger ist, so erzählt man dann in der achten Schwangerschaftswoche auch nicht plötzlich, dass man schwanger war, aber es nun nicht mehr ist. Ein offenerer Umgang wäre hier sicher sehr hilfreich. Die große Freude über die Frühschwangerschaft könnten wir auch schon mit unseren Nahestehenden teilen und uns so in dieser sehr intensiven Phase der Schwangerschaft auch mehr Unterstützung holen. Denn gerade in den ersten zwölf Wochen leiden viele Frauen besonders an Übelkeit und Müdigkeit. Wenn wir aber niemandem erzählen, dass wir schwanger sind, stehen wir ganz allein da: mit unserer Übelkeit, mit unserer Abgeschlagenheit und im Zweifelsfall dann auch mit unserer Stillen Geburt.

Natürlich gibt es auch Frauen, die Themen wie Schwangerschaft und Geburt lieber für sich behalten – Gründe dafür gibt es genug. Vielleicht ist die Familie einfach nicht besonders unterstützend oder der Freundeskreis einer, der schnell Sorgen und Panik verbreitet. Vielleicht gibt es aber auch ganz andere Gründe und das ist völlig okay.

Ganz gleich, ob man Familie und Freunden von der Frühschwangerschaft erzählen möchte oder nicht: In jedem Fall sollte man sich schnellstmöglich eine Hebamme suchen. Und zwar sofort nachdem man den positiven Schwangerschaftstest in der Hand hält. Eine Hebamme ist insbesondere in der Frühschwangerschaft unerlässlich und *so* wichtig, unter anderem um im Zweifelsfall nicht allein dazustehen. Über deine Ansprüche auf Hebammenbetreuung erfährst du im Kapitel „Betreuung durch Hebamme und Doula" noch mehr. Ich halte es für sehr wichtig, dass man in der Frühschwangerschaft jemanden an seiner Seite hat, dem man vertraut – eine Hebamme, eine Doula, eine beste Freundin, den Partner, die Mama … oder alle zusammen. Wenn man innerhalb der ersten zwölf Wochen eine Fehlgeburt erlebt oder vom Frauenarzt diagnostiziert bekommt, so braucht man jemanden an seiner Seite; jemanden, der kompetent ist und nicht kopflos ins nächste Krankenhaus rast, um die Verantwortung an die Männer und Frauen in den weißen Kitteln abzugeben. Lasst uns Frauen wieder selbst Verantwortung für unsere Körper übernehmen und mit kompetenten Menschen an unserer Seite die Entscheidungen treffen, die für uns in so einer traurigen Situation die richtigen sind. Vielleicht ist die Fahrt ins Krankenhaus die richtige Entscheidung, vielleicht ist aber auch die Hausgeburt zusammen mit einer Hebamme oder mit dem Partner das

Richtige. Vielleicht ist es auch das Richtige, einfach noch ein paar Tage abzuwarten und die Dinge sacken zu lassen und dabei erst einmal alles rauszuweinen, was es rauszuweinen gibt. In der Situation, in der man gerade erfahren hat, dass man eine Fehlgeburt hat, ist es meist nicht so leicht, die Ruhe für eine Entscheidung zu finden, die zu einem passt. Meistens sind wir Frauen in solch einer Situation zunächst sehr emotional und daher ist eine kompetente Stütze an unserer Seite so wichtig, um Halt und Ruhe zu bekommen.

Eine Fehlgeburt – egal, ob Spontanabort oder Missed Abortion – ist immer traurig. Und das ist etwas, das nicht immer alle nachvollziehen können. Für uns als Frau macht es keinen großen Unterschied, ob wir unser Kind sechs Wochen oder zehn Wochen unter unserem Herzen getragen haben. Wir haben es bereits geliebt und wir haben uns darauf gefreut. Die Dauer der Schwangerschaft ändert nicht unbedingt etwas an dem Verlustgefühl, das wir nach einer Fehlgeburt spüren. Wir Frauen erleben bei einer Fehlgeburt aber mehr als nur den Verlust eines Menschen, zu dem wir bereits eine innige Beziehung aufgebaut haben und der in uns die schönsten Visionen erweckt hat. Wir erleben auch, dass unser Körper etwas tut, das wir nicht von ihm wollen. Während wir im Alltag unseren Körper kontrollieren und mit gesunder Ernährung und Sport darauf achten, dass er sich so verhält, wie wir es gerne mögen (gesund bleibt, Ausdauer hat, …), so müssen wir bei einer Fehlgeburt erleben, dass unser Körper einfach komplett über uns hinweg eine Entscheidung getroffen hat. Eine Entscheidung, die uns unglaublich traurig macht. Die Entscheidung, uns etwas wegzunehmen, das wir lieben. Diese Erfahrung ist für viele Frauen auch eine neue Art von Verlust: ein Vertrauensverlust in den eigenen Körper. Im Moment einer Fehlgeburt fühlen sich viele Frauen von ihrem Körper im Stich gelassen: Er hat schließlich nicht das gemacht, was er sollte! Er hat dieses Baby nicht wachsen, sondern sterben lassen! Ganz abgesehen davon, dass es durchaus etwas sehr Positives ist, dass unser Körper ein nicht lebensfähiges Kind schon in der Frühschwangerschaft wieder abstößt, sehen wir uns mit der Tatsache konfrontiert, dass er in Eigenregie gehandelt hat und dass wir keine Kontrolle hatten. So haben wir nach einer Fehlgeburt nicht nur mit dem Verlust des Babys zu kämpfen, sondern auch mit dem Vertrauensverlust in unseren weiblichen Körper und mit dem Verlust der Kontrolle, an der wir uns im Alltag so gerne festhalten. All das zusammen ist eine große Herausforderung! Und das ist mehr, als viele Menschen im ersten Moment sehen können. Wenn also die leider typischen Sprüche wie: „Ach, das Baby war doch noch so klein.", oder: „Besser so früh als später.", oder: „Passiert doch so vielen …" nach einer Fehlgeburt auf dich niederprasseln, dann mache dir bewusst, dass deine Lieben, die so etwas sagen, es nicht böse meinen. Sie wissen nicht, wie viele Verluste du gerade gleichzeitig erlitten hast: dein Baby, dein Körpervertrauen, deine Kontrolle! Ich weiß es aber und deswegen habe ich dir im zweiten Teil dieses Buches Tools zusammengestellt, die dir helfen können, wieder zurück in dein Vertrauen zu finden.

Hier, im ersten Teil des Buches, möchte ich dir aber zunächst mehr über Fehlgeburten erzählen und Erfahrungsberichte von anderen betroffenen Frauen mit dir teilen. Denn für den Fall, dass du gerade selbst ein totes Baby im Bauch hast oder einmal eine Fehlgeburt erleben solltest, so ist es mir ein Anliegen, dass du selbstbewusst und selbstbestimmt in diese Erfahrung gehst und das Beste daraus mitnimmst! Denn wie immer im Leben liegen in jedem Schicksalsschlag auch Chancen: Chancen zur positiven Veränderung von Lebensbereichen, die vielleicht nicht so ganz konform mit deinen Zielen sind, Chancen zur positiven Veränderung innerhalb der Beziehung zu deinem Partner und Chancen zur positiven Veränderung der Beziehung zu dir selbst!

Mein Wunsch ist es, dass du nach der Lektüre dieses Buches nicht nur das Gefühl hast, wertvoll zu sein, genau so wie du bist und egal, ob mit oder ohne Baby, sondern dass du auch so weit gestärkt bist, dass du das Leben mit allem, was kommt, wieder umarmen kannst.

Die Warum-Frage

Warum stirbt ein Baby? Warum passiert mir das? Warum? Diese Frage stellen sich die meisten von uns früher oder später. Und manche von uns treibt sie in den Wahnsinn. Ich habe Frauen kennengelernt, die mit Mitte 20 eine Fehlgeburt hatten und mit Mitte 60 immer noch über das Warum nachdenken. Ganze Leben werden von dieser Frage bestimmt. Eine Frage, auf die die meisten von uns niemals eine Antwort bekommen werden.

Nach meiner ersten Fehlgeburt habe ich mir diese Frage auch gestellt und zwar, weil alle mich danach gefragt haben! „Was glaubst du, warum ist das passiert? Weil du so viel Stress hattest/Weil du dich vegan ernährst/Weil du noch nicht wieder bereit bist/Weil etwas mit deinen Hormonen nicht stimmt?" Nach meiner ersten Fehlgeburt habe ich all diese Fragen noch ernst genommen und mich immer wieder gefragt: „Was stimmt nicht mit mir? Was habe *ich* falsch gemacht?", und das Fragen und Kopfzerbrechen hat mich immer tiefer in meinen Frust hineingezogen. Bei meiner zweiten Fehlgeburt kam meine Hebamme zur Geburt zu mir nach Hause. Als ich ihr die Tür öffnete (weinend und mit Wehen) nahm sie mich in den Arm und das erste, das sie sagte, war: „Es gibt keinen Grund!" Mit diesem einen Satz ist so unendlich viel Last von mir abgefallen. Es gibt keinen Grund. Es *ist* einfach. Es ist einfach, wie es ist. Es ist normal. Es passiert. Mit diesem Satz, den sie mir sagte, fiel alles von mir ab.

Aber ich weiß auch: Nach einer Fehlgeburt stellt man sich diese Frage trotzdem – und vielleicht schaut man auch ins Internet und guckt, warum Kinder sterben. Deswegen möchte ich auch auf einige der Punkte eingehen, die du im Internet finden wirst, wenn du nach dem Warum suchst. Im Internet wirst du lesen, dass bei frühen Fehlgeburten in 60 bis 80 Prozent der Fälle von genetischen Ursachen ausgegangen wird. Die Erbgutinformation liegt auf den Chromosomen im Zellkern und die kommt jeweils zur Hälfte von der Mutter und zur Hälfte vom Vater.

Treten Abweichungen in Anzahl oder Form dieser Chromosomen auf, kann das zu Fehlanlagen beim Embryo führen. Infolgedessen ist die Lebensfähigkeit eingeschränkt oder gar nicht erst gegeben. Es ist also sehr wahrscheinlich, dass deine Fehlgeburt ebenfalls genetische Ursachen hat. Hilft dir diese Tatsache, dich von deinen möglichen Schuldgefühlen zu befreien? Wenn nicht, dann lies das Obige erneut: 50 Prozent der Chromosomen im Zellkern kommen gar nicht von dir! Wofür willst du dich da verurteilen? Was ich dir damit sagen möchte: Du trägst keine Schuld an dem frühen Tod der kleinen Seele! Und wahrscheinlich gibt es auch keinen Grund für die Fehlgeburt, den du jemals herausfinden wirst.

Diese Überlegung reicht dir noch nicht und du recherchierst im Internet lieber trotzdem noch ein wenig weiter, was denn mit den übrigen 20 bis 40 Prozent der Fehlgeburten ist? Dann wirst du vielleicht darauf stoßen, dass Arztbesuche ein Risikofaktor sein können: Seien es starke Strahlungen wie bei einer Computertomografie oder Medikamente oder Impfungen – ja, all das kann die Wahrscheinlichkeit einer Fehlgeburt erhöhen. Auch Methoden zur Erkennung von Fehlbildungen des Kindes wie eine Untersuchung des Fruchtwassers (Amniozentese) oder des Mutterkuchens erhöhen das Abortrisiko – schließlich wird hier die Ruhe des Kindes in der Gebärmutter gestört. Aber wieder stellt sich die Frage: Bringt dich das weiter? Wie viele Frauen nehmen Medikamente und bekommen trotzdem gesunde Kinder? Wie viele Frauen lassen ihr Fruchtwasser untersuchen und bekommen trotzdem gesunde Kinder? *Viele! Sehr viele!* Wenn dich die Überlegungen hierzu inspirieren, auf Naturheilkunde anstatt Medikamente zurückzugreifen oder Strahlungen während der Schwangerschaft zu reduzieren, dann ist das wunderbar – aber verurteile dich nicht, weil du während der Frühschwangerschaft eine Aspirin genommen hast. Einem gesunden und intakten Embryo macht eine Aspirin nichts aus.

In einigen Fällen können Infektionen und andere gesundheitliche Gründe zu einer Stillen Geburt führen, aber auch das wirst du sehr wahrscheinlich nicht genau nachvollziehen können. Es gibt Frauen, die eine schwere Grippe in der Frühschwangerschaft haben und trotzdem neun Monate später ein gesundes Kind auf die Welt bringen. Es ist einfach nicht auszumachen. Was aber auf jeden Fall feststeht, ist, dass laut Experten Stress (in vertretbarem Ausmaß, hier ist keine tiefe Traumatisierung gemeint) oder einmaliges schweres Heben *nicht* verantwortlich für den frühzeitigen Tod einer kleinen Seele sind! Was auch immer also der Grund sein sollte – es lag mit sehr hoher Wahrscheinlichkeit nicht in deiner Hand. Trotzdem möchte ich noch zwei weitere Themen ansprechen, auf die du bei deinen Internetrecherchen vielleicht triffst und mit denen ich dich nicht allein lassen möchte. Das eine sind Blutarmut und Gerinnungsstörungen als Ursache, das andere Diabetes und Schilddrüsenerkrankungen. Blutarmut tritt häufig durch Eisenmangel auf und es kann dadurch zu einer Unterversorgung des Kindes mit Sauerstoff kommen. Außerdem kann es sein, dass der Mutterkuchen zu klein ist, was ebenfalls zu einer Mangelversorgung des Babys führen kann. Blutarmut ist auch etwas, das die Frauenärzte gerne testen, wenn man zwei oder mehr Fehlgeburten hatte. Denn ja, die Ärzte bieten in der Regel an, nach Ursachen zu suchen, allerdings erst nach zwei oder mehr Fehlgeburten, weil eine einzige Fehlgeburt eben einfach so normal ist. Hat man allerdings mehrere Fehlgeburten hintereinander, kann man es in Anspruch nehmen, nach Ursachen zu forschen. Da ich mehrere Fehlgeburten hatte, wurde mir das auch angeboten. Ich wurde zu einem Genlabor überwiesen und außerdem sollte ich auf Blutarmut und Gerinnungsstörungen getestet werden. Ich habe mir für beides Termine gemacht und beides wieder abgesagt. Was hätte es mir genützt, herauszufinden, dass vielleicht ein Chromosom von meinem Mann manchmal mit einem von mir kollidiert und einfach nicht zusammenpasst? Ich hätte mir keinen anderen Mann gesucht, so viel steht fest. Und ich hätte mich auch keiner Gen-Therapie ausgesetzt, so viel steht auch fest. Und wenn sich nun herausgestellt hätte, dass ich ein Gerinnungsproblem habe, so hätte ich auch nicht angefangen, jeden Tag einen Blutverdünner zu nehmen, damit das Blut besser fließt. Denn Medikamente können schließlich ebenfalls Fehlgeburten auslösen und haben natürlich auch noch viele andere Nebenwirkungen. Für mich war also klar: Es gibt mir persönlich nichts außer Stress und Sorgen, wenn ich mich auf diesen Ärztemarathon einlasse. Das ist natürlich meine individuelle Entscheidung und jede Frau ollte genau den Weg gehen, der sich für sie richtig anfühlt. Gegen das Risiko Eisenmangel und Blutarmut kann man aber auch unabhängig von Arztbesuchen etwas tun. Eine vollwertige, pflanzenbasierte Ernährung kann zum Beispiel Abhilfe schaffen. Bevor man sich dank Präparaten oder Medikamenten auf der sicheren Seite wähnt, lohnt es sich, die eigene Ernährung für eine Weile zu „tracken", also zum Beispiel mit einer App auf dem Smartphone (zum Beispiel Cronometer) festzuhalten, was man in welchen Mengen isst. So kann man nachvollziehen, wie viele Nährwerte die Nahrungsmittel haben, die man isst. Wenn man eine Weile auf dem Papier oder in einer App Buch führt, bekommt man schnell ein besseres Gefühl für die eigene Ernährung und kann sie entsprechend anpassen. Im Zweifelsfall ist eine kompetente Ernährungsberatung für viele die bessere Alternative zu einer Medikamenten-Kur. Das wird dir allerdings von deiner Ärztin sehr wahrscheinlich nicht vorgeschlagen werden, da Ärzte ganz einfach keine Ausbildung im Bereich Ernährung haben. Ich erinnere mich an einen Frauenarztbesuch in meiner Frühschwangerschaft: Meine Ärztin fragte mich, ob ich Jod nehme. Ich antwortete wahrheitsgetreu, dass ich jeden Tag eine Kapsel Kelp-Alge nehme. Da guckte sie mich mit zusammengezogenen Augenbrauen an und fragte: „Und was haben Algen mit Jod zu tun?" Man sieht also: Selbst eine sonst sicherlich sehr kompetente Ärztin muss in Sachen Ernährung nicht immer so gut informiert sein wie du selbst. Und um die Frage zu beantworten: Algen enthalten sehr viel Jod, je nach Alge unterschiedlich viel. Im Handel gibt es Kapseln und Tabletten mit einem sicheren Jod-Gehalt, der zu 100 Prozent aus Algen (in meinem Fall Kelp-Alge) kommt und dadurch komplett natürlich ist.

Und wie steht es mit Diabetes und Schilddrüsenüberfunktion? Die können die Gelbkörperfunktion beeinträchtigen oder der Mutterkuchen kann sich durch Gefäßschäden nicht richtig entwickeln. Wenn die

Nebenschilddrüsen ungenügend arbeiten, fällt der Kalziumgehalt des Blutes. Das kann zu übermäßigen Krämpfen des Uterus führen und damit eine Fehlgeburt verursachen. Auch hier merkt man schnell: Alles kann, nichts muss! Unser Körper ist ein Wunder und kann die unglaublichsten Dinge tun. Manchmal macht er Dinge, die uns traurig machen oder die uns inspirieren, sich besser um ihn zu kümmern. Manchmal macht er wunderbare Dinge, die uns mehr Freude und Liebe ins Leben bringen, als wir es je für möglich gehalten haben.

Es hilft uns in der Regel nicht weiter, uns nach dem Warum zu fragen, wenn ein Baby in unserem Bauch stirbt. Aber diejenigen von uns, die das Gefühl haben, sie leben ihr Leben nicht so, wie sie es gerne würden, die sich nicht so ernähren, wie sie es gerne würden, die sich in ihrem sozialen Umfeld nicht wohlfühlen, die mit ihrer Arbeit unglücklich sind, die können eine Fehlgeburt als Weckruf ansehen und ihr Leben in eine Richtung verändern, die sie glücklich macht. Das gilt übrigens für Männer genauso, denn eine gesunde, vollwertige Ernährung und ein Alltag, der glücklich macht, wirkt sich auch auf die Spermienqualität aus; zu einer Schwangerschaft gehören immer zwei. Überlegt euch als Paar, wie ihr gesünder und glücklicher leben könnt! Aber um noch einmal auf unser Thema hier zurückzukommen: Auch Diabetes- und Schilddrüsenbezogene Beschwerden kann man mit einer vollwertigen, pflanzenbasierten Ernährung in den Griff bekommen oder zumindest deutlich reduzieren! Am Ende dieses Buches findest du einige Buchempfehlungen, wenn du dich tiefer mit diesem Thema auseinandersetzen möchtest.

Nun habe ich mir alle Mühe gegeben, dich von möglichen Schuldgefühlen zu befreien und dir deutlich zu sagen: Du trägst keine Schuld! Trotzdem muss ich an dieser Stelle auch darauf hinweisen, dass ein fürsorglicher Umgang mit dir selbst in der Schwangerschaft nicht zu vernachlässigen ist und dass insbesondere Alkoholkonsum und Drogen jeglicher Art (also auch Zigaretten) zu schweren Entwicklungsstörungen oder Fehlbildungen des Embryo führen können. Ob du nun Alkohol oder Drogen konsumiert hast oder nicht: Du wirst nicht genau nachvollziehen können, ob deine Fehlgeburt daher rührt. Egal, ob du einen gesunden Lebensstil ohne Drogen und Alkohol und mit einer ausgewogenen Ernährung hast oder in der Schwangerschaft ein paar Bier getrunken hast, du darfst die Verantwortung jetzt mal kurz loslassen. Ja, selbst wenn du übermäßig viel Alkohol und/oder Drogen konsumiert hast, so verurteile dich jetzt nicht dafür, sondern sieh deine Erfahrungen als Möglichkeit, deinen Lebensstil nun so zu ändern, dass er dich erfüllt und dir Freude bringt. Ja, sogar, wenn du dich so verhalten hast, dass einige behaupten würden, es war „unverantwortlich", so möchte ich dir sagen, dass alles gut ist und dass du ein wunderbarer und wertvoller Mensch bist. Du hast Erfahrungen gemacht, die dich traurig gemacht haben und dich schmerzen, aber du hast die Möglichkeit, aus diesem Erfahrungsschatz zu schöpfen und dir anhand deiner Erfahrungen zu überlegen, wer du in Zukunft sein möchtest und welches Leben du leben willst. Die Erfahrung, die du gemacht hast, ist deine Chance, einem erfüllten Leben näher zu kommen. Danke dieser Erfahrung und verurteile sie nicht. Danke dir für diesen Weckruf und verurteile dich nicht.

Eine Fehlgeburt ist immer eine traurige Angelegenheit: Wir freuen uns auf ein kleines Baby, auf einen neuen Menschen, auf ein Familienmitglied, auf unsere neue Rolle als Mutter, auf alles, was wir gemeinsam mit diesem Menschen erleben werden – und dann wird uns all das wieder genommen. Das ist sehr traurig. Und es ist richtig und wichtig, darüber zu trauern. Aber wir brauchen uns nicht noch mehr herunterzuziehen, indem wir einen Schuldigen suchen. Manchmal gibt es ganz einfach keinen Schuldigen und alles, was uns bleibt, ist es, anzunehmen und zu akzeptieren, was ist. Die Suche nach einem Schuldigen feuert unser Leid immer weiter an. Anstatt dass wir es annehmen und somit auch loslassen können, stochern wir weiter und weiter in der Wunde, so dass sie niemals verheilen kann. Sie eitert jahrelang vor sich hin und blutet sogar immer mal wieder, jedes Mal, wenn wir uns fragen: „Lag es daran, dass ich diese schwere Kiste getragen habe?" Nein, es lag nicht an der schweren Kiste, aber auch ganz abgesehen davon: Du kannst es nicht mehr ändern. Manche Frauen haben mir erzählt, dass sie gedacht haben, es wäre wohl das Karma: Vielleicht hätten sie nicht genug Gutes getan und deswegen eine „Strafe" bekommen. Nein! Nein, schau dich um: Da sind Frauen da draußen, die machen viel weniger als du, die rauchen viel mehr als du, die trinken vielleicht sogar, die haben Stress bis zum Abwinken – und die bekommen trotzdem mitunter völlig gesunde, wunderbare Kinder. Du trägst keine Schuld! Wie denn auch? Du denkst, du hast dich vielleicht nicht gut genug ernährt? Aber trägst du dafür Schuld? Du wusstest es doch gar nicht besser! Willst du dann die Schuld an deine Eltern abgeben, die dir nicht besser beigebracht haben, wie man sich gesund ernährt? Aber was können sie dafür, wenn sie es doch selbst nicht besser wussten? Die Schuld bei den Großeltern suchen, aber wussten die es besser? Siehst du, was hier passiert? Es ist unmöglich, einen „Schuldigen" zu finden, selbst dann, wenn es um „einfache" Fragen geht. Es gibt keine Schuld.

Aber es gibt Vergebung.

Du wirst die Zeit nicht zurückdrehen können, aber du kannst jeden Tag neu beginnen. Du kannst jeden Tag dein Leben weiter nach deinen Vorstellungen gestalten und es mit Freude füllen – auch mit den Erfahrungen, die du gemacht hast. Ja, es ist möglich! Vergib dir – und dann vergib dir noch einmal. Du trägst keine Schuld! Dein Partner trägt keine Schuld. Es gibt keine Schuld. Vergib dir, vergib deinem Partner und vor allem: Vergib deinem Baby! Zu vergeben ist natürlich viel leichter gesagt als getan. Da ist gerade schließlich so viel Schmerz: Dein Baby hat dich verlassen, dein Körper hat dich im Stich gelassen, deine Eltern verstehen dich nicht, du bist so enttäuscht von dir selbst. Es ist einfach sehr viel. Oft ist es zu viel, um einfach mal eben zu sagen: „Okay, Baby, ich vergebe dir, dass du von mir gegangen bist.", oder: „Okay, Eltern, ich vergebe euch, dass ihr nicht ein bisschen empathischer gehandelt habt.", Oder auch: „Okay, Körper, ich liebe dich immer noch genau so sehr wie vorher." Nach meiner ersten Fehlgeburt fiel es mir sehr schwer, einfach so den Schmerz und die Enttäuschung loszulassen und zu vergeben. Ich war wahnsinnig wütend auf die Menschen in meinem Umfeld, die mich ständig mit der Warum-Frage konfrontierten und mir so immer mehr

Schuldgefühle machten. Ich war wahnsinnig enttäuscht von meinem Umfeld, so wenig Empathie und stattdessen so sachliche Reaktionen zu bekommen. Ich war wahnsinnig traurig, dieses Baby verloren zu haben und ich war wahnsinnig frustriert darüber, zu erfahren, wie meine Frauenarztpraxis mit mir umgegangen ist. Ich war *so* voll mit negativen Gefühlen. Wäre es nur das Gefühl des Verlustes meines Babys gewesen, wäre ich damit vermutlich noch ganz gut klargekommen, aber da war einfach noch so viel mehr. Und ich merkte, wie mir diese ganzen Gefühle meinen Alltag schwer und mir mein Leben weniger lebenswert machten. Also entschied ich mich irgendwann, zu vergeben.

Vergeben heißt loslassen und wenn man loslässt, kann man heilen. Ich möchte hier mit dir das Hawaiianische Vergebungsritual teilen, weil es ein einfaches Tool ist, um zu vergeben. Egal, wem. Egal, ob deinem Baby, das schon wieder bei den Sternen ist, dir selbst oder jemand anderem, das Ritual lässt sich beliebig anwenden. Wenn du es auf dich selbst anwendest, stellst du dir einfach vor, dass du dir selbst gegenübersitzt. So als würde deine Seele kurz deinen Körper verlassen und sich dir gegenübersetzen. Dann kannst du die vier Sätze des Vergebungsrituals zu dir selbst sagen. Wenn es dein Baby ist, dem du vergeben möchtest, so denke einfach an dein Baby, während du die vier Sätze sprichst. Und wenn es jemand anderes ist, sieh die andere Person vor deinem inneren Auge. Du kannst es dir für das Ritual schönmachen und dich gemütlich bei Kerzenschein hinsetzen. Du kannst es aber auch in der U-Bahn für dich sprechen (auch einfach im Kopf, das hilft schon viel). Es ist wirklich ein sehr einfaches Tool, das man überall anwenden kann und das trotzdem über kurz oder lang sehr viel inneren Frieden bringen kann. Wende es regelmäßig an und beobachte, wie sich nach jedem Vergebungsritual ein kleiner Knoten nach dem anderen in deinem Inneren löst, bis du dich irgendwann ganz frei fühlst.

Die vier Sätze des Vergebungsrituals mögen dir vielleicht erst einmal merkwürdig vorkommen. Du bist verletzt worden und nun sollst du auch noch vergeben? Ja, denn am Ende geht es darum, dass wir uns selbst heilen. Es geht darum, uns, der Situation, die uns verletzt hat, und dem Verhalten zu verzeihen. Vielleicht fällt es dir zunächst noch schwer, die Sätze zu sprechen, vielleicht erscheinen Blockaden (in Form von Wut, Traurigkeit, Scham, Angst, Ekel) und du willst gar nicht weitermachen. Aber du wirst auch merken, dass es mit jeder Wiederholung leichter wird und immer leichter, je weiter du dein Herz öffnest und bereit bist, loszulassen – um Platz für Neues, Wunderschönes zu schaffen!

Das Hawaiinische Vergebungsritual kannst du auch unabhängig von der Fehlgeburt anwenden, es lässt sich auch im Alltag wunderbar verwenden. Ich nutze es ganz nach Bedarf und oft auch sofort, nachdem mich jemand verletzt hat. Dein Partner sagt etwas, das dir nicht gefällt. Erkenne, dass du verletzt bist und sprich im Geiste die vier Sätze. Oft stellt sich dadurch sofort wieder innerer Frieden ein und man spart sich einen energieraubenden Streit und stundenlangen inneren Frust. Das Leben ist doch da, um es zu feiern – lass uns vergeben und genießen!

Hier nun das Hawaiianische Vergebungsritual:

Es tut mir leid.
(Ich nehme das Problem an.)

Bitte vergib mir.
(Wenn ich dich oder andere bewusst oder unbewusst verletzt habe.)

Ich liebe dich.
(Ich liebe mich und dich bedingungslos, denn wir sind alle eins.)

Danke.
(Dass ich das Problem erkennen und heilen durfte.)

Sprich in deinem Inneren nur das Fettgedruckte und stelle dir dabei die Person und den Geist vor, dem du vergeben möchtest.

Vergeben heißt im Übrigen nicht, dass du dein totes Baby vergessen sollst. Es wird immer ein Teil von dir und deiner Familie bleiben. Aber es wird der Tag kommen, an dem du akzeptieren kannst, dass es nicht da ist und dass alles genau so passiert ist, wie es passiert es. Es wird der Tag kommen, an dem du erkennst, dass es okay ist, so wie es passiert ist. Es wird der Tag kommen, an dem du denkst: „Ach, all das hätte ich nicht erlebt, gelesen, gemacht, wenn es anders gekommen wäre. Vielleicht ist es ja sogar ganz gut so, wie es passiert ist." Und es braucht keine Antwort auf die Warum-Frage, damit dieser Tag kommen kann. Es braucht gar keine Antworten. Es braucht nur deine Bereitschaft, weiter zu leben und zu vergeben.

Warum also? Diese Frage, die uns alle so oft beschäftigt. Wenn ein Baby lebendig auf die Welt kommt, fragst du dich vermutlich nicht, warum das nun so ist. Da hältst du dich mit so einer Frage gar nicht erst auf. Du genießt einfach dein Glück und bist dankbar. Warum stellen wir uns die Warum-Frage immer nur, wenn wir etwas traurig finden? Wie wäre es mit einem kleinen Spiel? Jedes Mal, wenn du dich dabei ertappst, wie du denkst: „Warum ist mir das nur passiert? Weil ich mich nicht gut genug ernährt habe? Geraucht habe? Stress hatte?", dann frage dich auch eine positive Warum-Frage: „Warum ist mir das nur passiert? Weil ich erfahren wollte, dass ich tatsächlich schwanger werden kann! Und jetzt weiß ich, dass es möglich ist und das ist toll!", oder: „Weil ich erfahren wollte, ob meine Partnerschaft auch Schicksalsschläge gut übersteht und jetzt merke ich: Mein Partner und ich sind so stark zusammen, das ist ein tolles Gefühl!", oder: „Weil ich erfahren wollte, ob mein Körper darauf reagiert, wenn ein Baby in meinem Bauch nicht lebensfähig ist und jetzt weiß ich das und kann in der nächsten Schwangerschaft noch mehr vertrauen!", oder – was fällt dir noch ein? Mache es dir zu einem Spiel, um deine möglichen Schuldgefühle in positive Gefühle zu verwandeln.

Wie ich in diesem Kapitel deutlich gemacht habe, sterben laut einigen Experten genauso viele Babys früh im Bauch der Mama, wie lebendig auf die Welt kommen. Es ist ein normaler Prozess, dass manche

Babys sterben und andere nicht. Der Verlauf einer Schwangerschaft hängt mit so vielen Faktoren zusammen, doch die meisten sind unbekannt und können auch nicht gelenkt werden. So traurig Stille Geburten auch sind, sind die meisten Ursachen nicht genau zuzuordnen. Wie ich weiter vorne schon geschrieben habe, so kam meine Hebamme zur Stillen Geburt zu mir nach Hause und als ich ihr die Tür öffnete, war das erste, was sie zu mir sagte, als sie mich in die Arme nahm: „Es gibt keinen Grund!" Stille Geburten passieren und daran hat keiner Schuld.

Fehlgeburt selbstbestimmt erleben

Der Umgang mit Fehlgeburten hat sich in den letzten Jahrzehnten sehr verändert. Während es vor 70 Jahren noch üblich war, die Stille Geburt zu Hause zu erleben, sind Stille Geburten (genau wie normale Geburten) in den letzten 30 Jahren Teil der medizinischen Institutionen geworden und werden häufig leider genauso kühl und distanziert „behandelt" wie eine Bypass-OP. Das muss aber nicht sein und ich finde es wichtig, dass wir Frauen dafür einstehen, dass wir mit Respekt und Empathie behandelt werden – in jeder Lebenssituation, aber insbesondere bei einer Fehlgeburt. Weder müssen wir unsere Bedürfnisse in einer so sensiblen Situation zurückstellen, noch müssen wir die Verantwortung abgeben. Im Gegenteil: Wir sollten selbstbewusst für uns und unser totes Baby einstehen und dafür sorgen, dass es uns so gut geht, wie es in einer so traurigen Situation nur möglich ist.

Die meisten Frauen lassen sich heutzutage von der Frühschwangerschaft an von ihrem Frauenarzt beziehungsweise ihrer Frauenärztin betreuen. Stellt der Arzt fest, dass das Baby im Bauch nicht mehr lebt, gibt es (in aller Regel) direkt eine Überweisung in das nächste Krankenhaus. Dort wird die Gebärmutter ausgeschabt, so dass das kleine tote Baby teilweise innerhalb von wenigen Stunden, nachdem die Eltern die traurige Nachricht erfahren haben, aus dem Bauch heraus ist. Vielen Frauen wird gar nicht erst die Möglichkeit gelassen, sich zu informieren, was da gerade passiert ist und wie sie mit der Situation umgehen können. Der Arzt übernimmt sofort die Verantwortung der Frau und bestimmt oft über ihren Kopf hinweg – ohne sie groß mit einzubeziehen. Natürlich ist dies nicht immer so und es ist schön, dass es Fälle gibt, in denen die Ärzte sowie die Arzthelfer und Helferinnen den betroffenen Frauen mit sehr viel Empathie begegnen. Im Laufe meiner Recherche musste ich aber feststellen, dass das leider die Ausnahme der Regel ist. Der Prozess, durch den viele Frauen im Zuge der Diagnose „Missed Abortion" gehen, ist für die meisten sehr traumatisch, insbesondere, da sie während der gesamten Prozedur wenig Empathie erfahren. Eine Frau erzählte mir, wie sie weinend im Krankenhaus saß und die Arzthelferin zu ihr meinte: „Sie müssen doch nicht traurig sein, das hier machen wir zehn Mal am Tag!" Danke für die Info, liebe Arzthelferin, aber auch wenn Stille Geburten normal sind, so sind sie für die betroffenen Eltern dennoch sehr traurig! Insbesondere dann, wenn über den Kopf der Frauen hinweg entschieden wird und der Frau keine Zeit bleibt, sich von dem kleinen Wunder im Bauch zu verabschieden. Viele Frauen wissen leider gar nicht, dass der Prozess der Ausschabung gar nicht zwingend sein muss, sondern dass man Stille Geburten auch als wunderschöne Hausgeburten erleben darf. Im nachfolgenden Kapitel habe ich meine eigenen Erfahrungen geteilt: Ich habe während meiner ersten und zweiten Fehlgeburt Tagebuch geschrieben und diese Tagebücher teile ich hier. Bei beiden Geburten habe ich mich entschieden, zu Hause zu bleiben und eine möglichst schöne Hausgeburt zu erleben. Meiner Frauenärztin hat dies nicht gefallen. Sie hat mir die Überweisung ins Krankenhaus sofort nach der Diagnose in die Hand gedrückt. Für mich war das Krankenhaus aber nie eine Option. Es war nicht ganz einfach, mich durchzusetzen und ich weiß nicht, ob ich es ohne meinen Mann geschafft hätte. Mein Mann hat mir sehr den Rücken gestärkt und mich bei all meinen Zweifeln, Überlegungen und schließlich auch bei meinen Entscheidungen unterstützt. Dafür bin ich sehr dankbar. Ich wünsche mir allerdings eine Welt, in der eine Frau völlig frei und auch, wenn sie allein ist, den Raum bekommt, den sie braucht für Entscheidungen, die sie glücklich machen. So dass sie im Nachhinein das Gefühl hat, ihre Fehlgeburt selbstbestimmt erlebt zu haben.

Bei meiner ersten Fehlgeburt hatte ich keine Hebamme an meiner Seite und habe mich daher ausschließlich über das Internet über meine Möglichkeiten informiert. Die Tatsache, dass ich niemanden mit Einfühlungsvermögen und Kompetenz an meiner Seite hatte, machte es mir nicht gerade leicht, eine Entscheidung zu treffen, die sich für mich richtig und sicher anfühlte. Die Menschen, mit denen ich nach der Diagnose „Missed Abortion" sprach, verunsicherten mich nur noch mehr. Einfach, weil sie selbst nicht wussten, was ich nun tun kann und dachten, es wäre doch das Beste, die Verantwortung an einen Arzt beziehungsweise ein Krankenhaus zu übergeben, dann kann doch nichts schiefgehen. Ich zog mich also zurück und recherchierte selbst und entschied am Ende einfach nach meinem Bauchgefühl. Circa eine Woche nach meiner Stillen Geburt kam dann eine Hebamme für ein Nachsorgegespräch zu mir nach Hause. Dieses Gespräch hat mir sehr viel gegeben (und war definitiv einer der Gründe, warum ich mir in den Folgeschwangerschaften sofort eine Hebamme gesucht habe). Die Hebamme hat mich in diesem Gespräch nicht nur in meiner selbstbestimmten Entscheidung bestärkt, sondern auch einige Geschichten aus ihrer langjährigen Hebammenerfahrung mit mir geteilt. Unter anderem erzählte sie mir von den vielen Föten, die vorschnell ausgeschabt werden, weil kein Herzschlag zu finden ist. Heutzutage wird oft bereits in der sechsten, siebten oder achten Schwangerschaftswoche nach einem Herzschlag gesucht und wenn dann keiner gefunden wird, heißt es oft: „Es tut mir leid, ich kann leider keinen Herzschlag finden. Das Kind ist tot." Diese Nachricht trifft viele Frauen wie ein Schlag und nicht selten entscheidet sich eine Frau im Zuge dessen dazu, sich direkt ausschaben zu lassen. Meine Hebamme sagte damals zu mir, sie will gar nicht wissen, wie viele lebende Föten da ausgeschabt werden, allein aufgrund von vorschnellen Diagnosen. Als sie mir davon erzählte, musste ich an meine erste Schwangerschaft denken. Ich hatte einen negativen Schwangerschaftstest und trotzdem kam meine Periode einfach nicht. So gingen mein Mann und ich zum Frauenarzt, um herauszufinden, ob der Test vielleicht einfach nicht funktioniert hat. Tatsächlich: Beim Ultraschall sah man deutlich, dass ich schwanger war! Zu dem Zeitpunkt war ich in der siebten oder achten Woche. Der Frauenarzt und wir freuten uns sehr, zu sehen, dass ich tatsächlich schwanger war (es war unser erster Versuch gewesen!), doch dann fand der Arzt keinen Herzschlag. Er teilte uns dies freundlich mit und empfahl uns, direkt ins Krankenhaus zu fahren. Er könnte dort die Ausschabung noch persönlich am selben Nachmittag machen. Wir schluckten und baten um Bedenkzeit. Es war ein Donnerstag und er willigte ein, dass wir am Montag noch einmal zur Kontrolle kommen konnten. Als wir die Praxis verließen, sagte uns die Arzthelferin noch als Abschiedsgruß: „Trinken Sie heute Abend in Ruhe eine Flasche Wein und genießen Sie das Leben!" Wir weinten das ganze Wochenende hindurch und zum Glück tranken wir keine Flasche Wein! Am Montag gingen wir wieder zum Arzt und siehe da: Der Fötus hatte sich weiterentwickelt! Das Herz schlug und neun Monate später kam unsere Tochter auf die Welt. Damals hat mich diese Geschichte natürlich bewegt, aber ich habe gar nicht so weit gedacht, dass ich vielleicht nicht die Einzige bin, der in der siebten Schwangerschaftswoche gesagt wird, dass ich gerne direkt zur Ausschabung gehen darf. Erst im Laufe der Recherchen zu diesem Buch habe ich mich an meine eigene Erfahrung zurückerinnert (die mittlerweile einige Jahre zurückliegt) und erst da ist mir die Tragweite meiner eigenen Geschichte bewusstgeworden. Dass solche Geschichten, die ich mit vielen Frauen da draußen teile, überhaupt möglich sind, macht mich sehr traurig und ich finde es umso wichtiger, dass wir Frauen anfangen, selbstbestimmter mit unseren Schwangerschaften und unseren Fehlgeburten umzugehen. Das Mindeste, das wir tun sollten, ist es, vor der Ausschabung auf einen weiteren Ultraschall zu bestehen, um sicherzustellen, dass der Fötus nicht mehr lebt. Meine Hebamme erzählte mir, dass dies häufig gar nicht gemacht wird! Außerdem können wir im Vorfeld der Ausschabung darum bitten, dass das Gewebe unseres Babys aufgehoben wird. Vielleicht möchtest du das Gewebe beerdigen, verbrennen oder etwas anderes damit machen, um dich in einem schönen Ritual von deinem Baby zu verabschieden (siehe dazu auch das Kapitel über Abschiedsrituale). In vielen Krankenhäusern wird das Gewebe standardmäßig weggeworfen und auch hier wird die Frau häufig nicht mit in den Entscheidungsprozess einbezogen. Wieder bedarf es der Eigenverantwortung der Frau, selbstbestimmt für ihre Rechte und Bedürfnisse einzustehen.

Ganz unabhängig von der Situation beim Frauenarzt oder im Krankenhaus kann ich nur wiederholen, wie sehr ich es jeder Schwangeren ans Herz lege, sich sofort nach dem positiven Schwangerschaftstest um eine Hebamme zu bemühen. Eine Hebamme kann ungemein hilfreich sein, wenn es darum geht, selbstbestimmte Entscheidungen zu treffen, denn sie kennt alle Möglichkeiten und kann die Vor- und Nachteile jeder Option genau erklären und alle Fragen, die im Zuge dessen entstehen können, beantworten.

Und schließlich gehört für mich zu einer selbstbestimmten Fehlgeburt auch die Auseinandersetzung damit, ob man das nicht geborene Kind beim Standesamt beurkunden lassen möchte. Denn dies ist mittlerweile möglich! Lange Zeit war das anders und es wurde ein Unterschied zwischen Fehlgeburten und Totgeburten gemacht: Wog das Kind mehr als 500 Gramm, galt es im Sinne des Gesetzes als „tot geborenes" oder „bei der Geburt verstorbenes" Kind, also als Totgeburt. Wog es weniger als 500 Gramm, handelte es sich um eine Fehlgeburt und hatte damals kein Recht auf einen eigenen Namen, eine Sterbeurkunde und auch nicht auf eine Bestattung. Seit einer Gesetzesänderung aus dem Jahr 2013 gelten auch Kinder unter 500 Gramm Gewicht als natürliche Personen mit all ihren Rechten. Das bedeutet also, dass heute sowohl Fehlgeburten als auch Totgeburten ohne Nachweis ihres Gewichts standesamtlich beurkundet werden können. Hat das Kind einen Namen, hat es auch einen Anspruch auf ein eigenes Grab und eine Beerdigung! Ob man eine Beerdigung oder ein einfaches privates Abschiedsritual machen möchte, bleibt am Ende jeder Familie selbst überlassen. Aber die Auseinandersetzung mit der Frage finde ich dennoch wichtig, um zu vermeiden, dass man das ungeborene Kind auf Grund von Trauer und Enttäuschung direkt verdrängt. An dieser Stelle möchte ich auch darauf hinweisen, dass es nach einer Fehlgeburt auch die Möglichkeit einer Trauerbegleitung gibt: Die Trauerbegleitung hat die Aufgabe, den Verdrängungsprozess, in den viele von uns nach einem Verlust hineinrutschen, bewusst zu machen. Die Trauerbegleitung hilft Menschen dabei, sich mit ihren Gefühlen explizit auseinanderzusetzen, um so langfristig die Trauer endgültig zu überwinden. Für einige Frauen reicht der Austausch mit dem Partner und engen Freunden und/oder Familienmitgliedern, andere möchten vielleicht einige der Tools ausprobieren, die ich im zweiten Teil des Buches zusammengestellt habe, und wieder andere brauchen einfach noch etwas mehr. Da kann eine Trauerbegleitung oder eine Therapeutin genau das Richtige sein!

Tipps für die selbstbestimmte Fehlgeburt

1. Suche dir direkt, nachdem du den positiven Schwangerschaftstest in den Händen hältst, eine Hebamme, die dich im Zweifelsfall auch bei einer Fehlgeburt unterstützen kann.

2. Bekommst du die Diagnose „Missed Abortion" beim Frauenarzt, so lasse dir zunächst genau erklären, was deine Ärztin oder dein Arzt auf dem Ultraschallbild sieht und lasse dir *alle* deine Möglichkeiten erklären.

3. Wenn du dich für eine Ausschabung entscheiden solltest, bestehe kurz vor der Ausschabung darauf, dass noch einmal ein Ultraschall gemacht wird.

4. Wenn du das möchtest, bestehe vor der Ausschabung auch darauf, dass dir die Überreste deines Babys überlassen werden. (In den meisten Krankenhäusern werden sie ansonsten einfach ungefragt entsorgt.)

5. Wenn du dich für eine Hausgeburt entscheiden solltest und noch keine Hebamme hast, versuche nun noch eine zu finden, damit du bei Fragen oder Unsicherheiten jederzeit einen Ansprechpartner hast – und damit du jemanden für die Wochenbettbetreuung hast.

6. Solltest du keine Möglichkeit haben, eine Hebamme zu finden, ziehe in Erwägung, dir eine Doula als Unterstützung an deine Seite zu holen. (Was eine Doula ist, erfährst du im Kapitel „Betreuung durch Hebamme und Doula".)

7. Entscheide zusammen mit deinem Partner, ob ihr euer ungeborenes Baby beim Standesamt beurkunden lassen wollt.

8. Entscheide zusammen mit deinem Partner, wie ihr euch von eurem Baby verabschieden möchtet (siehe auch „Abschiedsrituale").

9. Besprich mit deinem Partner, wie ihr mit dem Verlust umgehen möchtet: Sucht euch eine Trauerbegleitung und/oder nutzt einige der im zweiten Teil des Buches aufgeführten Tools.

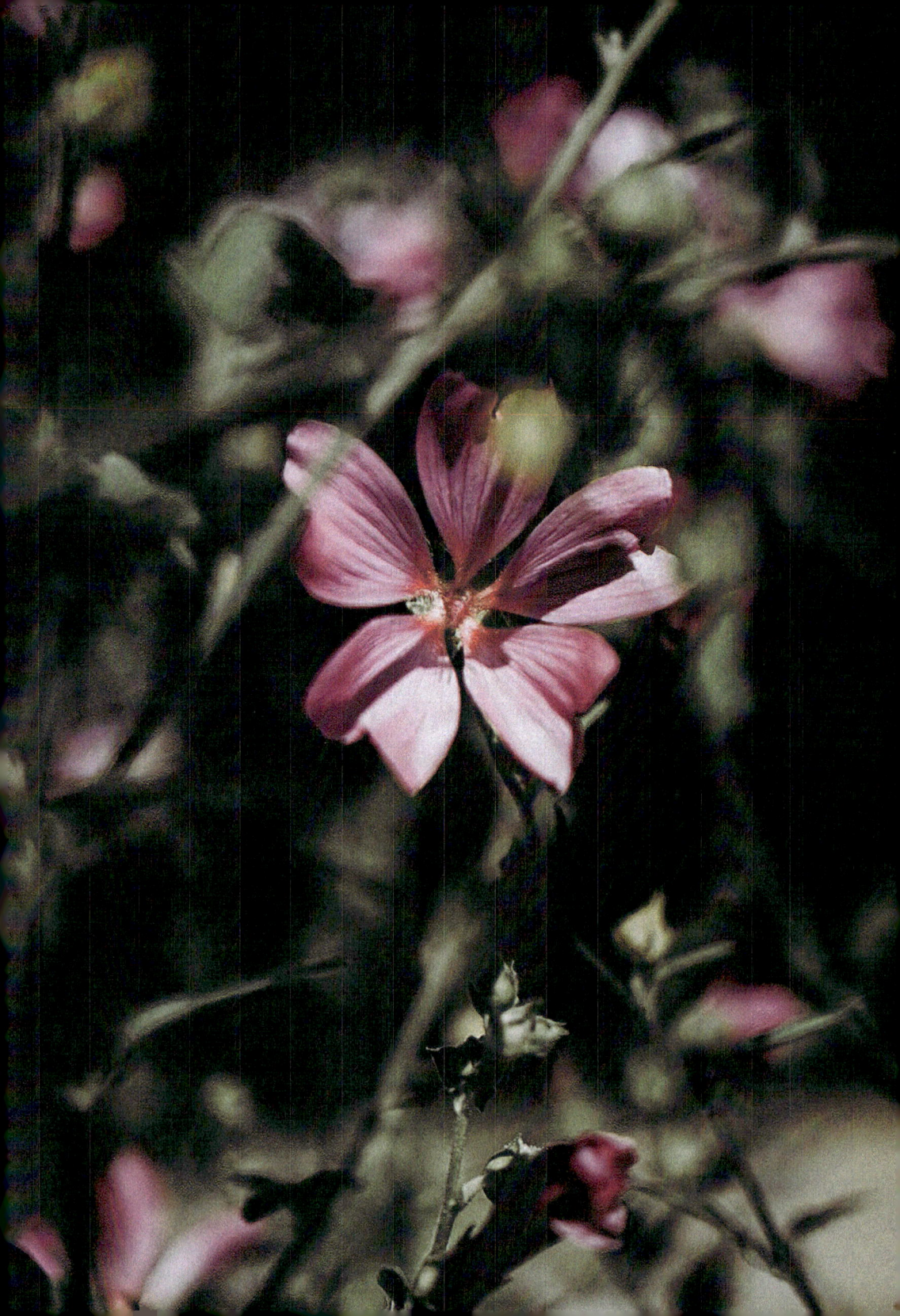

MEINE FEHLGEBURTEN

Meine Fehlgeburten

Im Folgenden teile ich die Tagebücher, Texte und Gedanken, die ich mir während beziehungsweise kurz nach meinen zwei Fehlgeburten gemacht habe. Einige Punkte wiederholen Aspekte, die in diesem Buch genauer besprochen werden.

Tagebuch meiner ersten Fehlgeburt 2017

29. Juni 2017

Gestern habe ich erfahren, dass das kleine Baby in meinem Bauch tot ist. Ich war in Schwangerschaftswoche zwölf+1, als mir gesagt wurde, dass sie (ja, ich denke es war eine sie) nur die Größe eines sechs Wochen alten Fötus hat.

Ich war geschockt.

Gar nicht so sehr, weil mein Baby tot ist, sondern weil ich mich so sicher gefühlt habe, dass ich schwanger bin! Ich hatte absolut *keinen* Zweifel daran, dass alles in Ordnung ist und dass das kleine Wunder in meinem Bauch unsere zweite wundervolle Tochter werden wird.

Als ich herausgefunden habe, dass dies nicht der Fall ist, ist meine Welt zusammengebrochen.

Mein Mann und ich liefen von der Frauenarztpraxis nach Hause, beide mit tränenden Augen und unterwegs trafen wir eine Frau, die in unserem Lieblingscafé arbeitet und die wir daher lose kennen. Da man uns ansah, dass nicht alles in Ordnung ist, erzählten wir ihr, was passiert ist. Und sofort erzählte sie uns, dass einer Freundin von ihr gerade genau das Gleiche passiert ist und dass sie so viele Frauen kennt, die auch eine Fehlgeburt erlebt haben.

Als ich wieder zu Hause war, recherchierte ich im Internet und fand heraus, dass tatsächlich mindestens jede fünfte Schwangerschaft in einer Fehlgeburt endet! Entweder vor der zwölften Woche oder sogar vor der fünften Woche (sodass man quasi gar nicht mitbekommt, dass man überhaupt schwanger war und die Periode einfach etwas später einsetzt).

Und obwohl *so* viele Frauen eine Fehlgeburt erleben, spricht kaum jemand darüber!

Daher habe ich mich entschieden, darüber zu reden. Ich habe meine kleine Tochter verloren. Ich habe sie geliebt und ich habe an sie geglaubt, auch wenn ich sie nur 13 Wochen in meinem Bauch getragen habe.

Heute musste ich mich entscheiden, ob ich mich einer Ausschabung unterziehen möchte oder ob ich eine „Stille Geburt" haben möchte – so nennen sie es, wenn man das circa einen Zentimeter kleine, tote Baby zu Hause natürlich gebärt.

Das Baby in meinem Bauch ist vermutlich seit circa fünf Wochen tot, vielleicht erst seit drei, vielleicht auch schon seit sechs. Niemand weiß das genau. Bisher hat mein Körper nicht darauf reagiert. Ich habe mich auch im letzten Monat immer noch schwanger gefühlt und hatte sogar die üblichen Schwangerschaftssymptome. Ich denke, das war so, weil ich absolut fest an das Leben meiner kleinen Tochter geglaubt habe. So sehr, dass ich ihr gar nicht erlaubt habe, meinen Körper zu verlassen. Gestern, als ich erfahren habe, dass sie nicht lebt, habe ich vor allem gehofft, dass sie meinen Körper auf natürliche Art und Weise verlassen wird. Dass ich es schaffe, ihr zu erlauben, zu gehen. Ich möchte nicht, dass irgendein Arzt an meiner Gebärmutter herumkratzt (was ja auch gefährlich sein kann, da die Gebärmutter dabei leicht Schaden nehmen kann). Und so redete ich zu meinem kleinen toten Baby und zu mir selbst und fing tatsächlich noch nicht einmal 24 Stunden nach dem Frauenarzttermin an, zu bluten! Bisher erst wenig, aber ich hoffe, es wird noch mehr.

Gestern früh fühlte ich mich noch 100 Prozent schwanger und es gab kein Anzeichen für eine Fehlgeburt. Dann sagte mir die Frauenärztin, dass mein Baby tot ist und sofort begann mein Körper, darauf zu reagieren und so wie es aussieht, ist er jetzt bereit, den Fötus loszulassen.

Ich bin absolut beeindruckt davon, *wie stark* mein Glaube ist und wie ich durch meinen Glauben tatsächlich komplett unter Kontrolle habe, ob dieser Fötus in meiner Gebärmutter bleibt oder nicht.

Mal sehen, wie es weitergeht.

2. Juli 2017

Dann ging es plötzlich sehr schnell!

Es war am Mittwoch Nachmittag um 15 Uhr, als ich erfahren habe, dass mein Baby nicht mehr lebt. Ich weinte, rief meinen Mann an und er kam, um mich abzuholen, wir gingen zu Fuß nach Hause und redeten stundenlang über alles, was passiert war. Wir entschieden uns, dass wir unser totes Baby auf natürliche Art und Weise gehen lassen möchten, kein Krankenhaus, keine OP, nur wir und das Baby.

Dieses Baby war also ungefähr fünf Wochen lang tot in meinem Körper und fünf Wochen lang gab es kein Anzeichen dafür, dass es da raus möchte. Dann habe ich erfahren, dass es tot ist und ich habe entschieden, es natürlich gehen zu lassen – und genau 24 Stunden später fing ich an, zu bluten!

Nicht einmal 48 Stunden später gab es keinen Fötus mehr in meiner Gebärmutter!

Die Nacht zwischen Donnerstag und Freitag war wahrscheinlich eine der intensivsten Nächte meines Lebens. Am Donnerstag Abend hatte ich Unterleibschmerzen und ging früh ins Bett. Es fiel mir schwer, einzuschlafen, da die Schmerzen immer stärker wurden. Sie fühlten sich an wie Wehen. Irgendwann schlief ich doch ein, aber wachte bereits eine Stunde später wieder auf: dieses Mal mit starken Wehen. Ich ging ins Bad, um zu schauen, wie viel Blut ich verliere.

Auf dem Weg zurück ins Bett waren die Schmerzen so stark, dass ich kurz ohnmächtig wurde. Für einen kurzen Moment fand ich mich an einem Bahnhof wieder, wo Menschen in alle Richtungen liefen. Neben mir stand ein alter Mann und fragte mich, wo ich jetzt hinwollte. Aber bevor ich antworten konnte, war ich schon wieder bei Bewusstsein und sah meinen Mann verwirrt an. Da ich das schon von mir kenne, dass ich schnell ohnmächtig werde, habe ich mir keine großen Sorgen darüber gemacht. In der Pubertät wurde ich jedes Mal, wenn ich meine Tage bekam, ohnmächtig. Das ging dann später weg, und war, als würde es in diesem Moment kurz wiederkommen.

Mein Mann trug mich wieder ins Bett. Das war um 2 Uhr morgens. Von 2 Uhr bis 5 Uhr hatte ich starke Wehen und blutete viel. Um 5 Uhr konnte ich endlich wieder einschlafen und schlief bis 7 Uhr. Als ich aufwachte, ging es mir gut. Die Wehen waren weg und ich hatte nur noch leichte Unterleibschmerzen, wie wenn ich meine Tage habe.

Die gesamte Nacht hindurch und auch am Morgen konnte ich nur eines denken: dass ich so unendlich dankbar dafür bin, wie perfekt mein Körper funktioniert!

Und selbst jetzt bin ich zwar traurig über meinen Verlust, na klar, bin ich das. Mein Mann und ich, wir weinen jeden Tag. Aber das überwiegende Gefühl ist eines von Dankbarkeit. Dankbarkeit für meinen perfekten Körper. Ich weiß, das mag für viele komisch klingen, aber so geht es mir gerade.

In ein paar Tagen werde ich meine Hebamme treffen und mit ihr noch einmal über alles reden, was passiert ist und darauf freue ich mich sehr. Mit anderen darüber zu reden und kein Geheimnis daraus zu machen, hat uns in den letzten Tagen *so* viel geholfen! Je mehr wir darüber reden, desto normaler wird es, weil es einfach ein Teil unserer Lebensgeschichte wird.

Eine Fehlgeburt ist nichts, wofür wir uns schämen müssten oder schuldig fühlen sollten. Es ist etwas, das in mindestens 20 Prozent aller Schwangerschaften passiert.

Das macht es zwar nicht weniger traurig, aber es macht es so viel einfacher, damit umzugehen!

22. Juli 2017

Mittlerweile sind drei Wochen vergangen.

Ich habe meine Hebamme eine Woche nach meiner Stillen Geburt getroffen und das war wirklich toll! Ich kann es nur jeder Frau, die eine Fehlgeburt erlebt, ans Herz legen, eine Hebamme aufzusuchen. In Deutschland bezahlt ja sogar die Krankenkasse die Hebamme bis zu zwölf Wochen nach der Fehlgeburt.

Das Gespräch mit meiner Hebamme tat mir sehr gut, besonders da sie mir erzählte, dass ich alles genau richtig gemacht habe, indem ich einfach zu Hause, wo ich mich sicher fühle, gewartet habe.

Sie erzählte mir auch, dass sehr viele Frauen von ihren Ärzten direkt ins Krankenhaus zu einer Ausschabung geschickt werden, zum Beispiel, wenn der Arzt keinen Herzschlag findet. Laut meiner Hebamme ist es

sehr wahrscheinlich, dass viele dieser Babys, die dann aus der Gebärmutter gekratzt werden, noch am Leben sind – und leben könnten, wenn
die Ärzte nicht so häufig vorschnell zu einer Ausschabung raten würden!

Das war so traurig, das zu hören!

Viele Frauen gehen direkt vom Frauenarzt ins Krankenhaus und dabei ist das unter Umständen sogar mit mehr Risiken verbunden, als das
Baby im Bauch zu lassen! Nicht nur, dass Babys möglicherweise vorschnell lebendig aus der Gebärmutter gekratzt werden. Es ist auch so,
dass die Gebärmutter bei jeder Ausschabung einem Risiko ausgesetzt
wird. Auf der anderen Seite gibt es laut meiner Hebamme nur in den
seltensten Fällen ein Risiko dabei, das tote Baby im Bauch zu lassen!
Meine Hebamme sagte sogar, dass selbst, wenn das tote Baby nicht aus-
geblutet wird, dann absorbiert der Körper der Mutter den kleinen Körper einfach wieder. Ist das nicht genial?

Wie auch immer, mir tat das Gespräch mit meiner Hebamme sehr
gut und es geht mir jetzt auch richtig gut. Ich bin so dankbar, dass ich
nicht ins Krankenhaus gefahren bin, wo man mich möglicherweise völlig verrückt gemacht hätte (ich habe mit einigen Frauen gesprochen,
die das durchgemacht haben …) und wo man mir meine Gebärmutter ausgeschabt hätte. Ich bin außerdem so dankbar dafür, dass ich das
Erlebnis einer Stillen Geburt erfahren durfte. Zu Hause. Wo ich mich
sicher fühle.

Heute habe ich sogar meine Tage bekommen. Es scheint also, als
wenn alles wieder in Ordnung wäre in meinem Körper.

Natürlich bin ich immer noch traurig über das, was passiert ist.
Aber es geht auch weiter. Und ich bin optimistisch und dankbar für alles in meinem Leben!

Als Frauen sollten wir endlich wieder lernen, unseren Körpern zu
vertrauen. Unsere Körper wissen, was das Beste für uns ist und wann
ein Baby leben kann und wann nicht. Aus irgendeinem Grund konnte
dieses Baby nicht bleiben und was auch immer der Grund war, ich respektiere ihn. Ich bin dankbar für meinen Körper, der darauf reagiert
hat, dass dieses Baby wohl nicht lebensfähig war.

Seit meiner Fehlgeburt vertraue ich meinem Körper mehr als jemals zuvor!

28. Juli 2017

Jetzt ist es einen Monat her. Manchmal fühlt es sich an, als wäre es gestern gewesen. Manchmal fühlt es sich an, als wären Ewigkeiten vergangen, seit ich mein geliebtes Baby verloren habe.

Seit meiner Fehlgeburt habe ich mit vielen Frauen geredet, die das Gleiche erlebt haben wie ich. Ich musste feststellen, dass ich die einzige bin, die ihr totes Baby in Ruhe zu Hause auf die Welt bringen durfte. Viele der Frauen, mit denen ich mich unterhalten habe, berichteten, dass sie nicht gerade mit Empathie im Krankenhaus behandelt wurden und dass sie während des gesamten Aufenthalts nur geweint haben. Nicht einfach nur, weil sie ihr Baby verloren haben, sondern auch auf Grund der Art und Weise, wie sie behandelt worden waren. Nicht wie Frauen, sondern wie Objekte. Eine Frau erzählte mir, dass ihr nicht einmal erzählt wurde, dass sie die Möglichkeit hat, ihr totes Baby natürlich auf die Welt zu bringen und dass sie die ganze Zeit (und immer noch) das Gefühl hat, dass ihr Baby ihr weggenommen wurde.

Wenn ich diesen Geschichten lausche, dann fühle ich noch mehr Dankbarkeit. Dankbarkeit dafür, dass ich meinen emotionalen Schmerz auch physisch in meinen Wehen spüren durfte. Dankbarkeit dafür, dass ich nicht das Gefühl habe, dass mir jemand etwas weggenommen hat, sondern viel eher das Gefühl, dass mein Körper gemerkt hat, dass „das hier nicht funktioniert" und darauf reagiert hat. Dankbar dafür, dass ich mich von meinem Baby verabschieden durfte, während ich es aus meinem Körper herausblutete. Dankbarkeit dafür, dass ich meinem Körper vertrauen kann.

Auf der anderen Seite bin ich wirklich sehr traurig. Traurig darüber, wie Frauen häufig von Ärzten behandelt werden. Es wird ihnen nicht gesagt, dass sie in ihre wundervollen Körper vertrauen können und dass alles in Ordnung ist, so wie es ist. Stattdessen werden sie ins Krankenhaus geschickt, so als wären sie krank – als wäre das Baby etwas Gefährliches, das man möglichst schnell entfernen muss.

Daher möchte ich noch einmal betonen, wie wichtig es ist, dass wir Frauen auf unsere Körper vertrauen. Sie wissen am besten, was gut für uns ist! Lasst uns gut auf unsere Körper achten – dann machen sie all die großartige Arbeit allein.

Das Leben ist so viel schöner, wenn man an sich selbst glauben kann und daran, dass alles einen höheren Sinn hat. Es ist so viel schöner, wenn man dankbar ist, auch wenn es manchmal schwierig ist.

Gedanken nach meiner zweiten Fehlgeburt 2018

28. Februar 2018

Ziemlich genau acht Monate ist es her, dass ich meine erste Stille Geburt hatte, dass ich ein winziges, totes Baby geboren habe. Heute, acht Monate später, stehe ich wieder am gleichen Punkt. Das Baby, das gestern Vormittag noch so lebendig war, so Teil unserer Familie, so Teil von mir und meinem Leben, dieses Baby ist in den letzten 24 Stunden zusammen mit Blut, Blut und noch mehr Blut aus meinem Körper geschwemmt worden. Heute bin ich wieder nur Mutter von einem Kind. Gestern noch von zwei. Innerhalb von wenigen Stunden ändert sich alles und doch bleibt alles gleich. Aber stehe ich wirklich am gleichen Punkt wie vor acht Monaten?

Damals war ich in der 13. Schwangerschaftswoche zum Frauenarzt gegangen, um mir bestätigen zu lassen, dass alles gut ist und um meinen Mutterpass abzuholen. Die Ärztin fand in meiner Gebärmutter aber nur ein totes Baby in der Größe der sechsten Schwangerschaftswoche.

Beim letzten Mal war ich nicht vorbereitet, die Option „Fehlgeburt" gab es bei mir nicht. Ich war mir sicher, dass dieses Kind leben wird, dass alles gut ist. Die Feststellung der Ärztin war wie ein Schlag ins Gesicht. Als würde mir jemand sagen: „Du kennst dich aber schlecht, meine Liebe! Du hast eben nicht immer alles unter Kontrolle." Mein Mann und ich fühlten uns leer, verlassen, allein. Wir hatten zunächst keine Ansprechpartner, niemanden mit Erfahrung. Wir waren allein mit unseren Tränen. Nach der Stillen Geburt waren wir nicht so entspannt, wie wir es eigentlich immer waren. Wir hatten beide noch lange mit den Erlebnissen zu kämpfen. Das Jahr 2017 war anstrengend, weil es von einem toten Baby überschattet wurde. Nicht nur das: auch von der Erkenntnis, dass wir nicht alles in der Hand haben, dass wir nicht immer Glück haben, dass es Dinge gibt, an die wir glauben, die es aber gar nicht gibt. Wir hatten daran schwer zu knabbern. Und wir sind daran gewachsen.

Zu Beginn des neuen Jahres lösten sich viele der Knoten, die sich durch die erste Fehlgeburt gebildet hatten. Meinem Mann und mir geht es immer gut zusammen, aber die zweite Hälfte von 2017 war die bisher schwierigste in unserer Beziehung, da wir ziemlich aus der Bahn geworfen waren und jeweils sehr lange nicht zurück zu unserem Gleichgewicht gefunden haben. 2018 begann mit neuen Erkenntnissen, gelösten Knoten und sehr viel Liebe. Wir waren wieder bei uns, jeder für sich und beide zusammen. Wir hatten neue Energie, es ging uns so gut wie schon lange nicht mehr. Und dazu kam Mitte Januar die Nachricht, dass ich erneut schwanger bin. Wir haben uns so gefreut!

Und dennoch hatten wir auch sofort Angst. Angst vor einer Fehlgeburt, denn jetzt wussten wir ja, dass es nahezu jede zweite Frau treffen kann, dass Fehlgeburten eher die Norm als die Ausnahme sind. Wir versuchten, uns vorzubereiten auf den möglichen Schmerz und hofften auf der anderen Seite mit jeder vergangenen Woche mehr. Ich suchte mir dieses Mal sofort eine Hebamme, denn ich wollte vorbereitet sein. Sollte es wieder zu einer Fehlgeburt kommen, wollte ich nicht allein sein. Jemand sollte für uns da sein, uns begleiten. Und in den ersten Wochen der Schwangerschaft wollte ich auch bei meinen Sorgen und Ängsten begleitet werden. So hatte ich in der achten Woche den ersten Termin bei meiner Hebamme und bekam meinen Mutterpass. Es war alles gut. Ich war offiziell schwanger, hatte meinen Pass, hatte die Herztöne gehört, wir hatten das Kind gespürt. Es war alles gut. Ich war selig und begann, immer fester an dieses neue Glück zu glauben. Im Kopf räumte ich schon das Kinderzimmer um, machte Pläne, las mir jede Woche durch, wie groß das Kind jetzt gerade war und was es für Entwicklungsschritte machte.

Ich fühlte mich gut und glücklich und meine Sorgen verschwanden. Für eine Weile. Dann hörte die Übelkeit schlagartig auf und ich fragte mich das erste Mal, ob wohl alles okay war. Plötzlich bekam ich beim Gedanken an Kürbis keinen Brechreiz mehr und mein Appetit war auch wieder relativ normal. Ich machte mir mehr und mehr Gedanken, aber verdrängte diese auch. Am Sonntag, vor drei Tagen, hatte ich dann ein starkes Ziepen im Bauch und sagte meinem Mann, dass ich mich nicht gut fühlte. Ich verbrachte den Nachmittag auf dem Sofa, das Ziepen ging weg und die neue Woche begann mit Arbeit und Besuch am Abend. Ich fühlte mich gut. Meiner Meinung nach ein wenig zu gut.

Am Mittwoch um 10 Uhr war der nächste Termin bei der Hebamme, dann war ich in der 13. Schwangerschaftswoche. Nach dem Termin wollte ich es endlich allen erzählen. Der ganzen Welt erzählen, dass ich wieder ein Kind erwarte. Aber zu dem Termin kam es nicht.

Unser Kind dachte sich wohl, dass es nicht so schön gewesen wäre, wenn ich im Geburtshaus erfahren hätte, dass es nicht mehr lebt. Es wollte, dass ich zuhause bleibe und dafür bin ich sehr dankbar.

Am Dienstagnachmittag hatte ich erst leichte und dann stärkere Schmerzen. Zunächst machte ich mir noch keine Sorgen, mein Mann beruhigte mich. Ich telefonierte mit der Hebamme, sie beruhigte mich auch. Das sind die Mutterbänder, die sich dehnen, alles ganz normal. Zum Abend hin wurden die Schmerzen regelmäßiger und deutlicher. Es waren eindeutig Geburtswehen. Mein Mann und ich waren zusammen. Wir wussten, was jetzt kommt und wir wussten, was wir wollten: unser Kind in friedlicher Atmosphäre zu Hause bekommen. Beschützt, behütet, geborgen. Ein Krankenhaus war für uns keine Option, um einen so traurigen Abschied zu vollbringen.

Ich sagte meiner Hebamme Bescheid und sie war 30 Minuten später bei uns. Mein Mann und ich entschieden uns kurzerhand für einen Namen für das Kind, damit es nicht namenlos zur Welt kommen würde. Kurz bevor die Hebamme kam, hatte ich einen Blasensprung und das Fruchtwasser lief an mir herunter. Das hatte ich bei meiner ersten Fehlgeburt nicht gehabt (da war das Kind zu früh gestorben) und es fühlte sich irgendwie gut an, so einen realen Start in die Geburt zu haben. Nach dem Blasensprung ging es auch sofort los. Wehe nach Wehe kam, ich blutete viel. Die Hebamme war bei mir, massierte meine Beine und Füße und sagte immer wieder, wie beeindruckt sie von uns ist – darüber, dass wir uns dieser Erfahrung so intensiv stellen und nicht die Augen verschließen und im Krankenhaus das Kind „entsorgen" lassen. Für mich und auch für meinen Mann gab es keine andere Option als die, in der wir uns befanden. Er hielt mich fest, massierte meine Schultern, ich blutete Wehe um Wehe alles aus meiner Gebärmutter heraus. Wir weinten, wir hielten uns fest, wir freuten uns aber auch über die friedliche Stimmung, die Geborgenheit, das abgedunkelte Licht im Wohnzimmer, die vielen Kissen, die Wärme. Nach ein paar Stunden wurden die Wehen weniger und wir wollten versuchen, zu schlafen. Die Hebamme ging nach Hause, sagte aber, wir dürften jederzeit anrufen. Im Bett kamen die Wehen erneut, mehr Blut, mehr Koagel (Anm. d. Autorin: Koagel oder Koagulum ist laut Duden ein „Blutgerinnsel außerhalb des Gefäßlumens"). Dann schliefen wir eine Weile. Um 5 Uhr wachte ich mit starken Schmerzen auf und wollte auf die Toilette. Mein Mann hielt mich. Auf dem Weg von etwa vier Metern bis zum Badezimmer wurde ich von meinen Schmerzen übermannt und fiel in Ohnmacht. Auch das kannte ich schon, so erging es mir bei meiner ersten Fehlgeburt auch. Ich kam wieder zu mir, ging auf die Toilette, blutete und blutete und ging wieder ins Bett. Wir schliefen noch bis 7 Uhr, bevor uns unsere damals dreijährige Tochter weckte. Ich fühlte in mich hinein und war wieder einmal erstaunt darüber, wie leer sich der Bauch plötzlich anfühlte. Gestern Abend war er noch voll gewesen, die Gebärmutter hatte ich gut von außen ertasten können. Jetzt war der Bauch flach und von der Gebärmutter nichts mehr zu fühlen. Wir weinten, wir hielten uns fest und wir waren dankbar. Dankbar und voll innerem Frieden.

Ich spürte plötzlich einen so enormen Frieden in mir wie schon lange nicht mehr. Ich fühlte mich paradoxerweise so geborgen, so beschützt, so im Einklang mit der Welt. Meinem Mann ging es genauso. Nach der letzten Fehlgeburt hatte er ein Gefühl von Leere in sich – das war plötzlich weg. „Als wenn sich letzte Nacht ein Kreis geschlossen hat.", sagte er. War das erst der endgültige Abschied der letzten Fehlgeburt? Ich weiß es nicht, aber es ist erstaunlich, wie wir uns derzeit fühlen.

Natürlich ist es alles noch sehr frisch, vor 24 Stunden hatte ich noch starke Wehen. Jetzt sitze ich schon wieder auf dem Sofa, habe zwar

Unterleibsschmerzen, aber keine Wehen mehr und blute nur noch, als wenn ich meine Tage etwas stärker habe. In meinem Kopf ist noch ein Gefühlschaos. Wir weinen zusammen, wir reden zusammen, wir sind bereit, diese Entscheidung unseres Babys anzunehmen. Wir sind nicht so überrumpelt wie beim letzten Mal. Wir glauben beide sehr fest daran, dass eine Seele dann zu einer Familie kommt, wenn sie sich dafür entscheidet. Diese Seele wollte nur drei Monate bei uns sein und das ist okay. Sie hatte sicherlich trotzdem eine Aufgabe hier auf der Erde und die hat sie nun vielleicht einfach schon erfüllt. Sie hat uns Frieden gebracht, sie hat uns Liebe gebracht, sie hat uns aber auch darauf aufmerksam gemacht, dass wir das Erlebnis der letzten Fehlgeburt noch nicht ganz überwunden haben. Sie war nur so kurz auf dieser Welt und trotzdem hatte sie schon so viel Einfluss. Dafür kann ich ihr nur dankbar sein.

2. März 2018

In den letzten Tagen habe ich viel mit meiner Hebamme geredet, auch darüber, wie andere Frauen mit Fehlgeburten umgehen.

Sie hat mir erzählt, dass es in vielen Jahren Erfahrung für sie das erste Mal war, eine Fehlgeburt als Hausgeburt erleben zu dürfen. Unsere erste Fehlgeburt haben wir allein und ohne Hebamme als Hausgeburt erlebt. Dieses Mal wollten wir etwas Unterstützung und haben unserer Hebamme Bescheid gesagt – und das war wunderschön. Trotzdem war ich überrascht, als sie mir erzählte, dass sie das erste Mal zu einer Stillen Geburt gerufen wurde.

Sie erzählte mir, dass die meisten Frauen, die sie betreut, ins Krankenhaus möchten, wenn sie erfahren, dass ihr Kind tot ist. Sie möchten wegschauen und sagen: „Ich will davon nichts mehr wissen, macht es weg." Ich finde das sehr traurig und ich denke, dass es den Schmerz, den ein totes Kind mit sich bringt, vertieft.

Natürlich steht es jeder Frau zu, in einer solchen Situation genau so zu entscheiden, wie sie es für angemessen hält und wie sie sich wohlfühlt. Ich denke aber ganz allgemein, dass es nie gut ist, Schmerz einfach zu ignorieren, wegzuschauen und zu sagen: „Mach es weg, ich will es nicht selbst tun." Denn erst in der Auseinandersetzung mit dem Schmerz kann man ihn lösen und ein Trauma verhindern.

Eine Ausschabung nach der Diagnose „Missed Abortion" ist vielleicht eine schnelle Lösung. Aber alle Frauen, mit denen ich nach meiner letzten Fehlgeburt gesprochen habe, haben mir auch gesagt, dass sie sich im Nachhinein so fühlen, als hätte ihnen jemand etwas weggenommen. Alle haben mir gesagt, dass die kalte, sterile Atmosphäre des Krankenhauses nicht ihrem Bedürfnis nach Geborgenheit und Ruhe in so einem traurigen Moment entsprochen hat. Und alle haben mir gesagt, dass sie gar nicht wussten, „dass man sowas auch zu Hause machen kann." Und nicht nur das: Ihnen wurde auch nicht gesagt, dass sie nach einer Fehlgeburt Anspruch auf eine Hebamme haben, genau wie nach einer lebendigen Geburt. Wir haben Anspruch auf Hebammenbetreuung im Wochenbett, wir haben Anspruch auf Rückbildungsgymnastik, auf ein Geburtsnachgespräch, auf alles, was auch einer Frau zusteht, die ein lebendes Kind auf die Welt bringt. Und so sehr wie eine Frau mit einem lebenden Baby in den ersten Tagen nach der Geburt Unterstützung braucht, so sehr braucht das auch eine Frau, die ein totes Kind zur Welt bringt. Während meiner Stillen Geburt sagte ich zwischendurch spontan zu meiner Hebamme, dass es so schön ist, dass ich in meiner Situation ernst genommen werde. Denn viele Frauen werden genau das nicht. Ihnen wird gesagt, dass das Kind tot ist, dann werden sie ins Krankenhaus geschickt, das Kind wird herausgeholt und die Frau nach Hause geschickt – allein.

Das ist schwer. Sehr schwer. Nach einem Tod allein gelassen zu werden, ist schwer. Vielleicht sogar noch das Gefühl zu haben, eine Verliererin zu sein (weil man es nicht „geschafft" hat), sich selbst Schuld zu geben und nach Gründen zu suchen, auch das ist schwer. Und das manifestiert den Schmerz im Körper.

Mein Mann hat nach der letzten Fehlgeburt nur mit mir über seine Gefühle gesprochen. Er hat weder Traumatherapie noch sonstiges in Erwägung gezogen. Die Reaktionen seines Umfelds waren so, dass er nicht mehr mit ihnen darüber sprechen wollte. Und sowieso haben alle immer nur gefragt: „Wie geht es Rosa?", und nicht: „Wie geht es dir?" Dabei war es auch sein Kind. Er bekam Rückenschmerzen, die erst wieder richtig verschwanden, als ich wieder schwanger war. Und sie kamen wieder, als sich die zweite Fehlgeburt anbahnte. Erst da verstand er diese Schmerzen. Er dachte zurück an die Nacht der letzten Fehlgeburt und fühlte es plötzlich deutlich in seinem Rücken pochen und er verstand, dass sich der Schmerz dort festgesetzt hatte.

Aber man kann auch anders mit dem Ganzen umgehen. Zunächst einmal ist eine Hebamme eine große Hilfe in der schweren Zeit direkt nach dem Verlust. Jemanden zu haben, der zu dir kommt, sich an dein Bett setzt, dir den Bauch massiert und einfach nur für dich da ist, ohne irgendwelche Ansprüche zu haben, ohne irgendetwas von dir zu wollen, einfach nur da ist: Das ist wunderschön! Vielen Frauen reicht die Unterstützung durch eine Hebamme vielleicht auch schon, denn man kann mit den meisten Hebammen auch wunderbar über alles reden, sich so vieles „von der Seele reden", so dass es sich dort nicht als dunkler Schatten festsetzt. Aber es gibt auch noch andere Methoden, mit dem Trauma umzugehen. Die EFT-Klopftherapie ist beispielsweise eine der renommiertesten und ältesten Traumatherapien und man kann auch mit nur einer Sitzung schon viel erreichen und lösen. Das habe ich unter anderem gemacht. Auch Osteopathie wirkt nach einer Fehlgeburt Wunder, weniger für den seelischen Schmerz, aber als Hilfe für den Körper, wieder alles an seinen Platz zu bringen und zur Vorbeugung davor, dass der Schmerz sich im Körper festsetzt, sich dort manifestiert und dann eben zum Beispiel als Rückenschmerzen jeden Tag zu spüren ist. Natürlich kann man auch eine Gesprächstherapie beginnen, um alles zu verarbeiten, was der Verlust mit sich bringt. Oft öffnet so ein Erlebnis ja auch wieder alte Narben, die dann gesehen und gehört werden wollen und darauf warten, verarbeitet zu werden.

Das Wichtigste ist aber natürlich immer, die Liebe zu sich selbst nicht zu verlieren. Sich immer wieder zu sagen, dass man nicht verantwortlich ist, dass man keine Schuld trägt, dass alles seinen Sinn hat und dass man es wert ist, bedingungslos geliebt zu werden, genau so, wie man ist. Ob mit sechs gesunden Kindern oder mit sechs Fehlgeburten – jede von uns ist es wert, bedingungslos geliebt zu werden.

Noch mehr Gedanken

Nach meiner letzten Fehlgeburt habe ich mit allen über meinen Verlust gesprochen. Ich wollte nicht, dass das Thema tabuisiert wird. Ich wollte allen erklären, dass eine Fehlgeburt etwas Normales ist, etwas, das jeder zweiten Frau passiert. Es schien mir mein Auftrag, in meiner Situation zu erläutern, dass das, was ich erlebt habe, jeder Frau, jedem Paar passieren kann und dass man sich an den Gedanken gewöhnen sollte, dass nicht jede Schwangerschaft so endet, wie man es sich wünscht. Ich wollte keine Angst schüren. Ich wollte, dass gesehen wird, dass eine Fehlgeburt keine Schande ist, sondern etwas Normales. Dieses Mal verspüre ich diesen Drang weniger. Ich habe es meiner Mutter erzählt, sie war heute Vormittag bei mir, hat mich umsorgt und war für mich da. Wir haben zusammen geweint und es ist schön, zu wissen, dass sie da ist und Bescheid weiß. Ich habe es meinem Vater erzählt, weil er Schamane ist und ich mit ihm über einige schamanische Praktiken in dieser schweren Zeit sprechen wollte. Drei Freundinnen wissen Bescheid. Sonst niemand. Der Grund, warum ich so wenig Lust verspüre, es vielen Leuten zu erzählen, ist ganz einfach folgender: Nach meiner letzten Fehlgeburt wurde ich von vielen Menschen gefragt, warum das Kind, meiner Meinung nach gestorben ist. Warum stirbt ein Kind?

Warum sterben Kinder und wie viel bringt es, diese Frage überhaupt zu stellen?

Erst heute Morgen habe ich von einem fast Vierjährigen erfahren, der am Tag vor meiner Fehlgeburt an einem Flummi erstickt ist. Warum passiert so etwas? Sicherlich nicht, weil die Mutter so unachtsam war, den Flummi liegen zu lassen. Es hätte genauso gut eine Nudel oder ein Stein sein können. Niemand auf dieser Welt ist schuldig an dem Tod dieses kleinen Kindes. Und niemand auf dieser Welt ist schuld an dem Tod meiner beiden Kinder. Wer nach einem Warum fragt, der fragt nach einem Verantwortlichen, nach einem, dem man die Schuld geben kann. Aber den gibt es nicht. Und es hilft niemandem, ihn zu suchen.

Die Seelen dieser Kinder haben sich dazu entschieden, in den Körper zu gehen, in dem wir sie dann sehen können. Sie haben sich aus einem Grund dafür entschieden, den wir vielleicht nicht nachvollziehen können, der uns vielleicht unverständlich ist. Meine beiden totgeborenen Kinder haben sich entschieden, diese Welt wieder zu verlassen, nachdem sie einige Wochen in meinem Bauch waren. Vielleicht haben sie ihren Auftrag auf der Erde in so kurzer Zeit schon erfüllt, vielleicht sind sie deswegen wieder verschwunden. Eine Antwort gibt es nicht. Aber klar ist, dass es niemanden hier auf der Erde gibt, der Schuld daran trägt.

Nach meiner ersten Fehlgeburt wurde ich gefragt: „Glaubst du, es war der Stress? Glaubst du, es war die Erkältung, die du zu der Zeit hattest? Hast du darüber nachgedacht, dass es vielleicht an deiner veganen Ernährung liegen könnte?"

Was soll man als Frau, die gerade ein Kind verloren hat, mit solchen Fragen anfangen? Was verspricht sich der Fragende davon? Nach der ersten Fehlgeburt habe ich Antwort gegeben und erklärt: Ja, vielleicht lag es am Stress, man weiß es nicht. Andere Mütter bekommen ihre Kinder lebendig, selbst wenn sie im Stress leben. Ja, vielleicht lag es an der Erkältung, man weiß es nicht. Andere Mütter bekommen ihre Kinder lebendig, selbst wenn sie erkältet sind. Ja, vielleicht lag es an meiner Ernährung, man weiß es nicht. Ich tracke alle meine Nährstoffe, ich habe immer von allem genug und meine Blutwerte sind tiptop. Mein Eisenwert ist sogar höher als in meiner ersten Schwangerschaft, in der ich meine Tochter lebendig auf die Welt brachte – trotz niedrigem Eisenwert. Aber ja, man weiß es nicht.

Dieses Mal habe ich nur eine Antwort auf die Warum-Frage: weil sich diese Seele dafür entschieden hat.

Und diese Antwort fühlt sich gut an. Denn ich habe nicht mehr Stress als andere. Ich war schon sehr lange nicht wirklich krank. Ich ernähre mich sicherlich nährstoffreicher und bewusster als die meisten

Menschen da draußen. Und vor allem aber liegt die Schuld nicht bei mir. Ich bin nicht für den Tod dieses Kindes verantwortlich. Und ich wünsche mir, dass das in der Gesellschaft ankommen würde. Dass Mütter, die erleben müssen, was ich erleben musste, nicht mit ihren möglichen Schuldgefühlen allein gelassen werden. Dass Mütter nicht nach einem Warum gefragt werden oder selbst danach suchen. Dass Mütter sich und ihren Körper und ihr totes Kind weiterhin lieben können, sich selbst liebevoll behandeln können. Dass Mütter dankbar für die Zeit mit dem Kind im Bauch sein können. Dass Mütter dankbar für die Erfahrung der kleinen Geburt sein können. Dass Mütter dankbar für das Leben sein können – dieses Leben, das es ohne Tod nicht gibt. Denn Leben und Tod gehören immer zusammen. Das eine gibt es nicht ohne das andere.

Es ist traurig, wenn jemand stirbt. Egal, ob die beste Freundin, die liebste Tante oder das Kind im Bauch. Es ist immer sehr traurig. Es ist schmerzhaft. Es ist traumatisch. Doch die Frage nach dem Warum bringt uns nicht weiter. Sie bringt uns nur tiefer in die Verzweiflung.

Als meine Hebamme in der Nacht der Fehlgeburt zu uns nach Hause kam, um uns bei der Geburt zu begleiten, war eines der ersten Dinge, die sie zu mir sagte: „Es gibt keinen Grund.", und das hat mir sehr dabei geholfen, loszulassen.

PS: Es ist natürlich etwas anderes, wenn eine Frau während der Schwangerschaft bewusst viel Alkohol trinkt, raucht oder Drogen nimmt. Ich gehe hier von all den vielen Frauen aus, die sich und ihr Kind nicht absichtlich Gefahren aussetzen.

Ein Jahr danach

27. Februar 2019

Diese Woche ist es genau ein Jahr her, dass ich meine zweite Fehlgeburt bei mir zuhause erlebt habe. Mittlerweile bin ich zum vierten Mal schwanger, aktuell in der 27. Schwangerschaftswoche und somit erst einmal raus aus der „Gefahrenzone".

Heute, ein Jahr nach meiner letzten Fehlgeburt, ist vor allem ein Gefühl zurückgeblieben, das ich verspüre, wenn ich an meine letzte und auch an meine erste Fehlgeburt denke: Dankbarkeit!

Jetzt ziehen die meisten vermutlich ihre Stirn in Falten und denken sich: „Was soll das denn?" Ja, das kann ich irgendwie gut nachvollziehen, aber es ist einfach tatsächlich so! Ich verspüre so unendlich viel Dankbarkeit!

Dankbarkeit wofür? Für so viel …

Dankbarkeit für die Erfahrung: Ich bin tatsächlich unendlich dankbar, die Erfahrung einer kleinen Geburt gemacht haben zu dürfen. So eine kleine Geburt ist wie eine sanfte Generalprobe: Die Schmerzen sind da, aber weniger stark als bei einer „großen Geburt". Man erlebt einmal den gesamten Prozess der Geburt, erlebt den Partner in dieser komplett neuen, fremden Situation, erlebt die Hebamme – und erlebt sich selbst!

Aber auch ganz unabhängig davon, dass ich es wie eine Generalprobe sehe, ist so eine kleine Geburt eine unvergessliche Erfahrung, die ich einfach nicht missen möchte. Allein die Tatsache, dass ich mich und meinen Partner in dieser Situation erleben durfte, hat mir so viel gezeigt: über mich, darüber, dass ich solche Schicksalsschläge gut annehmen kann, dass ich sehr gut weiter im Vertrauen mit mir und der Welt leben kann. Aber auch über meinen Partner und unsere Beziehung. Die beiden Fehlgeburten haben uns so viel näher zueinander gebracht, unseren Glauben in uns als Paar, aber auch in die Welt und das Universum so bestärkt! Da kann ich einfach gar nicht anders, als unendlich dankbar zu sein!

Dankbarkeit für das Vertrauen in den eigenen Körper: Meine beiden Fehlgeburten haben mir so deutlich gezeigt, wie sehr ich in meinen Körper vertrauen kann. Mein Körper hat ganz wunderbar von allein dafür gesorgt, dass zwei kleine Menschen, die nicht lebensfähig gewesen wären, ein andermal auf die Erde zurückkommen dürfen. Wie wunderbar ist das von meinem Körper? Ich finde ihn wirklich einfach sehr genial! Ich weiß, dass er sich um alles kümmert – wenn ein Kind bleibt, dann, weil es gut ist und wenn ein Kind geht, dann, weil es gut ist. Mein Körper weiß das besser, als jeder Arzt es jemals wissen könnte. Ich habe bereits seit der ersten Fehlgeburt Mitte 2017 ein so viel engeres Verhältnis zu meinem Körper, nehme ihn so viel intensiver wahr und bin dafür sehr dankbar!

Dankbarkeit dafür, zu wissen, dass alles immer seinen Sinn hat: Schon in der Nacht der Fehlgeburt haben mein Mann und ich gesagt: „Es hat alles seinen Sinn!" Wir waren traurig, wir haben zusammen um den Verlust geweint, aber wir wussten, es ist alles richtig so, wie es ist. Und so ist auch! Ich bin so dankbar dafür, dass ich noch weitere sechs Monate ohne Baby hatte und alles, was ich in den letzten sechs Monaten erleben durfte, genau so erlebt habe! Ich bin so dankbar dafür, dass ich genau jetzt genau hier bin – und nirgendwo anders!

Dankbarkeit dafür, zu wissen, dass ich für mich selbst einstehen kann: Ja, der gängige Prozess in der Schwangerschaft ist es, dass Frau zum Arzt geht, ein Ultraschall gemacht wird und Frau sich dann alle vier Wochen immer wieder beim Arzt zur „Vorsorge" vorstellt. Bei mindestens jeder vierten Schwangerschaft wird dann zwischen der fünften und der zwölften Woche festgestellt, dass das Baby im Bauch nicht mehr lebt (Ja, so häufig! Es ist wirklich etwas ganz Normales!). Der Arzt schickt die Frau daraufhin ins Krankenhaus, die Frau wird dort ausgeschabt, das Rest-Material des Babys weggeworfen, die Frau nach Hause geschickt – und das war's dann. Klingt ziemlich brutal? Ja, ist es auch! Und so passiert es jeden Tag hunderte (oder mehr?) Male in Deutschland! Ich habe mit so vielen Frauen gesprochen, die es genau so erlebt haben. Und je mehr Geschichten ich höre, desto dankbarer bin ich für meine eigene! Ich habe bei der ersten Fehlgeburt gegen den Willen meiner Frauenärztin gesagt, dass ich das allein mit meiner Hebamme kläre und nicht ins Krankenhaus gehen werde. Und bei der zweiten Fehlgeburt wusste meine Frauenärztin nicht einmal, dass ich schwanger bin, weil ich nur in Hebammenbetreuung war. Ich bin in beiden Fällen für mich selbst eingestanden und habe Verantwortung für meinen eigenen Körper übernommen. Ich habe mich geweigert, die Verantwortung an vermeintlich Verantwortliche in weißen Kitteln abzugeben. Und dafür bin ich unendlich dankbar! Denn letztendlich waren meine kleinen Geburten dadurch wunderschöne, intensive Momente, die ich in friedlicher Atmosphäre zusammen mit meinem Mann erleben durfte.

Und ja, ich bin dankbar! Für alles, was ich erfahren durfte, lernen durfte, auch wie ich andere durch meine eigenen Erfahrungen inspirieren durfte, was sich durch diese Erfahrung bisher alles ergeben hat, wie sich mir andere geöffnet haben, nachdem sie meine Geschichte gehört haben.

Und bin ich noch traurig? Um ehrlich zu sein (und das ist mir fast etwas unangenehm zuzugeben): Nein! Wirklich kein bisschen. Ich bin *dank* der Fehlgeburten zu so viel mehr Vertrauen zum Leben gekommen, da ist tatsächlich überhaupt keine Traurigkeit mehr da. Manchmal gehe ich zu dem Baum, unter dem wir unsere kleinen Babys begraben haben und ich umarme den Baum und alles, was ich spüre, ist tiefe, tiefe, reine Dankbarkeit!

Ich habe übrigens auch meinen Mann gefragt, wie es ihm jetzt geht, ein Jahr danach. Er meinte, er fühlt sich einfach sehr gelassen, wenn er daran denkt. Das Thema ist jetzt bei ihm nicht so positiv emotional aufgeladen wie bei mir, aber auch nicht von Trauer geprägt. Er sagt, es ist eben einfach ein Teil der Geschichte und der gehört dazu, genauso wie das Lachen unserer Tochter, der schöne Tag zusammen im Grünen, aber auch die Beerdigung der Tante ... Es ist einfach alles das Leben und das ist auch gut so. So sieht er das. Zufrieden, entspannt, wie er eben so ist.

Ob es anders wäre, wenn ich nicht schwanger wäre, fragen sich jetzt vielleicht einige. Das kann ich natürlich nicht wissen, aber ich glaube nicht. Denn auch in den Monaten, bevor ich schwanger wurde, ging es mir sehr gut mit der zweiten Fehlgeburt. Ich war dankbar für jedes Projekt, das ich angehen konnte (was sonst nicht möglich gewesen wäre), dankbar für die intensive Zeit mit meiner Tochter, dankbar dafür, dass alles genau so ist, wie es ist. Und wir haben auch schon Zukunftspläne gemacht, in denen nur wir drei vorkamen, mein Mann, meine Tochter und ich. Und auch das war okay für uns. Aber es war trotz allem auch immer so, dass wir tief in uns wussten, dass wir am Ende drei Kinder haben würden – und vielleicht hat uns auch dieses Urvertrauen ermöglicht, dem Ganzen mit so viel Gelassenheit zu begegnen.

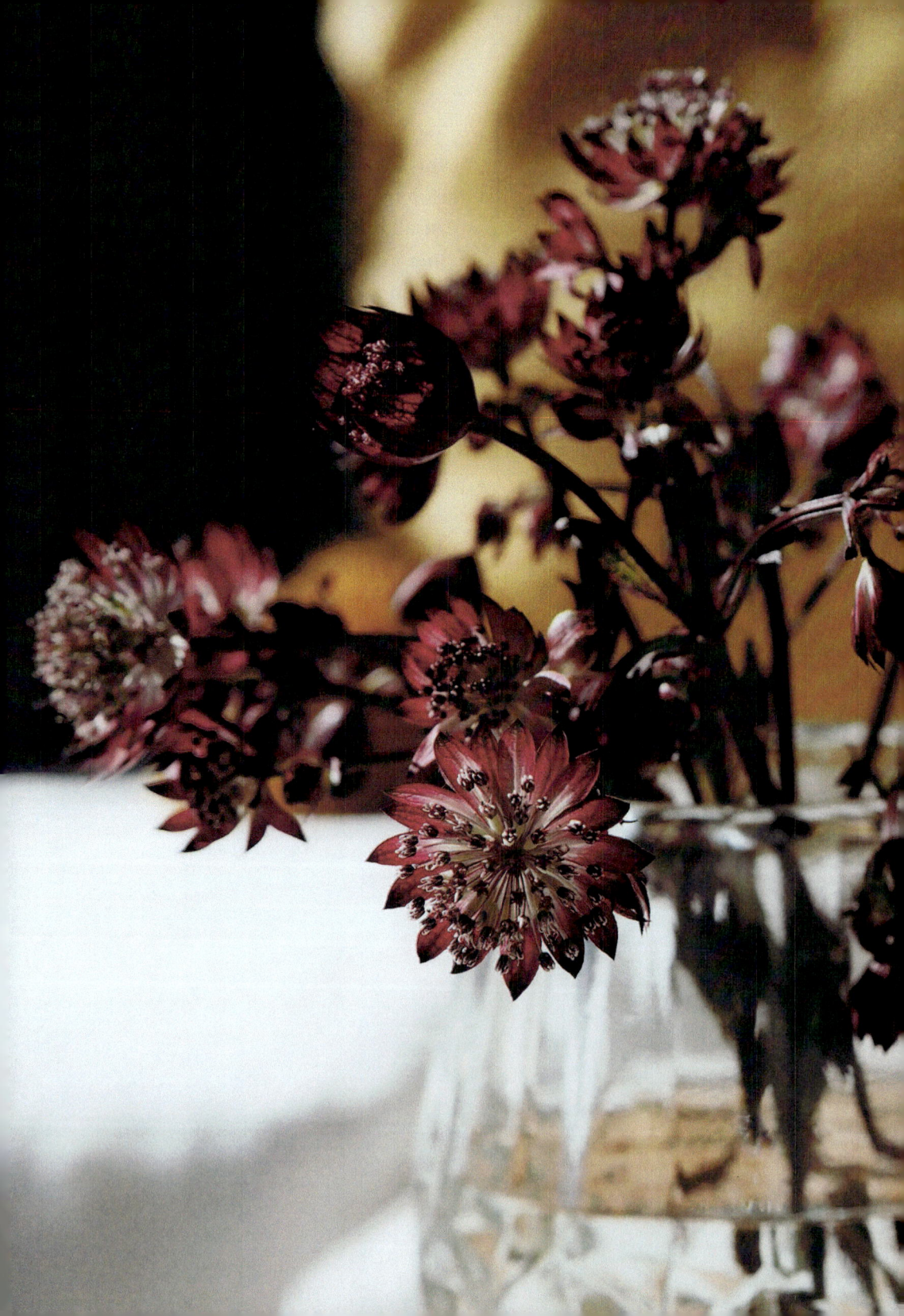

ERFAHRUNGSBERICHTE

Erfahrungsberichte

Im Folgenden teile ich Erfahrungsberichte von ganz unterschiedlichen Frauen mit ganz unterschiedlichen Geschichten. Was sie alle gemeinsam haben, ist, dass sie durch die schmerzhafte Erfahrung gehen mussten, ein Baby zu verlieren, welches sie sich sehr gewünscht haben. Alle Erfahrungsberichte sind wahrheitsgetreu von den Frauen selbst wiedergegeben (jede schrieb den nachfolgenden Text selbst), jedoch unter Pseudonym. Vielleicht hilft es dir, zu lesen, wie andere Frauen durch ihre Erfahrungen gegangen sind und wie sie danach wieder zurück ins Vertrauen und in ihre weibliche Kraft gekommen sind.

Von Anna

Fehlgeburt 2018

Ich hatte eine Fehlgeburt dreieinhalb Jahre nach der Geburt meines ersten Kindes. Wir wünschten uns ein zweites Kind und wie beim ersten ging es auch dieses Mal schnell mit der Empfängnis. Ich freute mich, wieder schwanger zu sein, fühlte mich wohl, war voller Energie und erzählte von der Schwangerschaft auch recht früh meinen Eltern, Geschwistern und dem engen Freundeskreis. Zu diesem Zeitpunkt hatte ich so etwas wie Fehlgeburt überhaupt nicht auf dem Schirm. Es gab in der Vergangenheit keine mir bekannten Fehlgeburten in der Familie und das mit den „ersten drei kritischen" Monaten schien mir doch weit weg. Es hatte bei meinem ersten Kind recht schnell und unkompliziert geklappt mit schwanger werden und die weitere Entwicklung des Kindes war unauffällig. Daher war ich sehr optimistisch und guter Dinge, dass es beim zweiten Mal ähnlich verlaufen würde. Ich bin nicht einmal direkt nach dem Schwangerschaftstest zur Frauenärztin gegangen, sondern hatte mir einen Vorsorgetermin irgendwann im vierten oder fünften Monat geben lassen. Stattdessen hatte ich mir eine neue Hebamme gesucht (wir waren ein Jahr zuvor in eine neue Stadt umgezogen), eine freundliche junge Frau, die als Hausgeburts- und Geburtshaus-Hebamme arbeitete. Mit ihr und meinem Mann hatte ich einen Kennenlerntermin, der ganz schön war, aber eben auch recht unkonkret, da es noch keinen Herzschlag zu hören und keinen Bauch zu sehen gab. Ich war ja gerade mal im zweiten, dritten Monat schwanger.

An einem Wochenende in meiner zehnten Woche hatte ich Freitagabend eine ganz leichte Blutung, eher einen rötlichen Ausfluss. Das kannte ich zwar nicht aus meiner ersten Schwangerschaft, aber ich machte mir auch keine Sorgen, da ich öfters gelesen hatte, dass leichte Blutungen zu Beginn der Schwangerschaft normal sind. Die Blutung ging dann am Samstag zwar weg, kam aber am Sonntagmorgen wieder. Ich war noch immer nicht wirklich besorgt, schlug aber vor, dass ich kurz im Krankenhaus vorbeischauen würde, da sonntags die Ärzte ja geschlossen hatten. Ich wollte nur kurz kontrollieren lassen, dass alles in Ordnung ist. Mein Mann und das große Kind sind in der Zwischenzeit in den Botanischen Garten gegangen, der direkt neben der Klinik war.

Leider begann der Klinikbesuch sehr schroff. Bei der Anmeldung in der Frauenärztlichen Abteilung wurde ich von einer Schwester äußerst unfreundlich empfangen mit den Worten: „Das kann doch gar nicht sein, dass Sie erst in der zehnten Woche sind. Sie haben doch schon einen sichtbaren Bauch! Lügen Sie jetzt?" Anschließend folgte der Kommentar: „Wegen einer kleinen Blutung rennen Sie gleich in Krankenhaus? Wir haben hier richtige Notfälle!" Und leider ging es so weiter. Nachdem mir die Schwester recht grob Blut abgenommen hatte – ich habe Tage später noch dunkle blaue Flecke am Arm gehabt – sollte ich ihr meine Einlagen zeigen. Das waren schwarze, waschbare Einlagen in einem schwarzen Slip. Auch darüber beschwerte sie sich sogleich: „Was soll denn das? Wollen Sie mich verarschen? Hier kann man doch gar nichts sehen auf der schwarzen Einlage!" Es war für mich sehr unangenehm, mich so mit der Schwester auseinanderzusetzen zu müssen. Ich hätte ihr eigentlich etwas erwidern sollen, aber ich war einfach perplex über ihr Verhalten. Nach kurzer Wartezeit kam ein junger Arzt, begrüßte mich freundlich und untersuchte mich mit Ultraschall. Ich legte mich scherzend auf die Liege, die Atmosphäre war locker. Nach ein paar Sekunden wurde der Arzt jedoch still und schaute länger auf den Bildschirm. „Es tut mir sehr leid, aber ich kann keine Herztöne finden." In diesem Moment sind mir sofort die Tränen ins Gesicht geschossen, es war nicht zu kontrollieren. Ich wusste, was das heißt. Das Baby war tot. Ich lag auf der Liege und weinte. Der junge Arzt meinte als erstes: „Das ist nicht Ihr Fehler. Sie können nichts dafür." Das war gut zu hören. Zum Glück gab es in der Zwischenzeit auch einen Wechsel bei den Schwestern und eine neue Schwester trat an mich heran und hielt meine Hand ganz fest. Sie war sichtlich ergriffen von der Situation und blieb bei mir, als der junge Arzt eine erfahrene Kollegin holte, die mich erneut untersuchte und den Befund bestätigte. Keine Herztöne. Es handelte sich um „Missed Abortion". Ich weinte noch eine Weile, die liebe Schwester neben mir, und konnte dann aufstehen. In der Zwischenzeit kam mein Mann mit unserem großen Kind. Wir kamen im Flur zusammen und weinten gemeinsam. Ich sagte unserem Kind, dass das Baby im Bauch leider gestorben ist und dass ich darüber ganz traurig bin. Es schien zu verstehen. Wir bekamen noch eine kurze Beratung zum weiteren Vorgehen. Was ich hier erschreckend fand, war der Hinweis, dass ich auch gleich in der Klinik bleiben könne zum Ausschaben. Das sei ein Routine-Eingriff und wäre Standard. Das konnte ich mir zu dem Zeitpunkt noch gar nicht vorstellen, ich war ja noch mittendrin zwischen Schock und Trauer. Noch war das mein Baby im Bauch. Ich sagte ab. Nach ein paar netten Worten von den beiden Ärzten und der Schwester sind wir dann in die Cafeteria gegangen. Ich gönnte mir eine große Tafel Schokolade und einen Kaffee und weinte weiter vor mich hin.

Ich hatte mich entschieden, auf einen natürlichen Abgang zu warten, also darauf, dass mein Körper selbst entscheidet, wann er das Kind gehen lassen möchte. Ich fühlte mich nicht für eine Ausschabung bereit und wollte abwarten. Das waren schwere Tage. Ich hatte ständig leicht blutigen Ausfluss, aber keine Wehen oder stärkere Blutungen. Ich hatte emotional damit zu kämpfen, dass sich ein totes Baby in meinem Bauch befindet. Ich wollte es aber noch nicht loslassen. Nach fünf Tagen ohne große Geschehnisse entschied ich mich, für eine Nacht zu einem Familientreffen mit Übernachtung zu fahren. Ich rechnete nicht damit, dass ich in der Nacht vor Schmerzen aufwachen würde. Es fühlte sich an wie leichte Wehen, die aber immer stärker wurden. Bald weckte ich meinen Vater (mein Mann war nicht mit), damit er mich ins nächste Krankenhaus fahren konnte. Es dauerte eine knappe Stunde, bis wir eine Klinik ausfindig gemacht haben (es war mitten auf dem Land) und dort ankamen. Unterwegs hatte ich schon mittelstarke Wehen und kippte vor dem Klinikeingang schließlich um. Mir wurde schwarz vor Augen und für einen ganz kurzen Moment war ich weg. Sofort kam das Klinikpersonal und setzte mich in einen Rollstuhl. Die nächsten Stunden wurde ich untersucht und in ein Bett gepackt. Die Ärztinnen meinten, ich müsste ein, zwei Nächte da bleiben zur Beobachtung. In diesen beiden Tagen und Nächten war es für mich sehr schwer. Ich weinte viel und fühlte mich einsam. Da meine Familie nicht dabei sein konnte, war ich allein. Meine betagte Zimmernachbarin machte die ganze Zeit unpassende Kommentare. So langsam war die Situation für mich emotional nicht mehr auszuhalten. Am zweiten Tag stimmte ich schließlich einer Ausschabung zu, allerdings unter einer Bedingung: Ich wollte das Kind nach dem Eingriff mitnehmen, um es zu beerdigen. Ich hatte gelesen, dass man als Patient theoretisch ein Recht auf die Teile seines Körpers hat, die bei einer OP entfernt werden. Das war anscheinend äußerst ungewöhnlich, denn Ärzte und Schwestern taten es sofort ab und belächelten es. Es sei schließlich nur ein „kleiner Gewebehaufen". Ich bestand aber darauf und es wurde mir zugesagt. Am dritten Tag früh um sechs Uhr wurde ich für den OP fertig gemacht. Ich weinte ununterbrochen. Die Ärzte meinten nur: „Es ist doch nur ein Routineeingriff, kein Grund zur Sorge." Aber ich weinte natürlich nicht aus Sorge. Eine ältere Schwester, die mich für den OP vorbereitete, fragte mich direkt, warum ich weinte. Ich meinte, mein Baby sei tot und ich wäre unendlich traurig. „Na, da kann man aber auch mal weinen.", sagte sie und drückte meine Hand. Das tat sehr gut. Die anschließende OP war schnell gemacht. Kaum dass ich aufwachte, war mein Mann auch schon da und es ging mir besser. Tatsächlich hatten die Schwestern die Überreste meines Babys aufgehoben, in einem leeren Joghurtbecher mit Deckel. Auch wenn das ziemlich unkonventionell ist, war ich dafür sehr dankbar. Kurz vor der Entlassung kam noch ein Arzt ins Zimmer und führte das Entlassungsgespräch. Einer seiner Sätze war in etwa: „Ach, die Frauen in Syrien müssen nach so einem Eingriff ja auch schnell wieder vor den Bomben weglaufen. Jetzt stehen Sie schon auf und gehen nach Hause." Die Abgeschmacktheit dieser Haltung machte mich fassungslos. Mir ist klar, dass diese Eingriffe für Ärzte Routine sind und sie davon täglich viele durchführen. Das macht es für mich als Patientin jedoch nicht angenehmer und ich muss mit meiner Trauer klarkommen. Ich wünschte, hier hätten der Arzt und davor auch die Schwestern mehr Feingefühl gehabt.

Nach der Entlassung aus der Klinik sind mein Mann und ich an einen Waldrand gefahren, den wir beide schön fanden in der Nähe meiner Großeltern. Dort haben wir die Überreste des Babys beerdigt. Ab und zu kehren wir noch dorthin zurück und denken an das Kind. Mir ging es zuhause dann wieder besser. Es war ein gutes Gefühl, das Kind nicht mehr im Bauch zu haben. Ich konnte langsam loslassen.

Drei Dinge haben mir nach diesen Erlebnissen sehr geholfen, wieder Vertrauen in mich und die Welt zu fassen. Zum einen waren das intensive Gespräche mit meinem Mann über unsere Gefühle, die Belastung, aber auch was jeder von uns jetzt braucht. Dann war es ein kleines Trauerritual, das wir uns beide gegönnt haben. Wir entschieden uns, in Gedenken an das verlorene Kind eine Vase gemeinsam zu bemalen, jeder eine Seite. Wir wollten etwas haben, das uns auch im Alltag an die Erlebnisse erinnert und verhindert, dass wir alles einfach vergessen. Das war sehr berührend und heilsam. Das dritte war ein spiritueller Yogakurs für Frauen, durch den ich wieder in meinen Körper gefunden habe und mich vollends entspannen konnte. Nach ungefähr sechs Wochen ging es mir deutlich besser.

Vier Monate nach dieser Fehlgeburt bin ich erneut schwanger geworden und habe nach einer gesunden Schwangerschaft mein zweites Kind bekommen. Es ist manchmal komisch zu sagen, dass es mein zweites Kind ist, denn eigentlich ist es ja schon das dritte. Aber im Alltag funktioniert das besser für mich. Durch die Fehlgeburt ist mir noch viel stärker bewusst geworden, wie wertvoll jede Schwangerschaft und jedes geborene Kind ist. Und auch, welche Schmerzen und intensiven Erlebnisse Frauen mit sich tragen, welche wahnsinnige Kraft. Obwohl die Fehlgeburt ein schreckliches Erlebnis für mich war, bin ich dankbar dafür, sie erlebt zu haben. Ich denke, Erlebnisse wie dieses gehören zum Leben dazu und machen es auf eine Art reicher. (Ich spreche selbstverständlich nicht von den Ärzten und Schwestern, die dieses Erlebnis unnötig schwerer gemacht haben, sondern von der Fehlgeburt und der Trauer darüber an sich.) Nach diesem Erlebnis weiß ich, dass ich stärker bin als ich jemals gedacht habe.

Jeder Frau, die gerade eine Fehlgeburt erlebt hat, möchte ich sagen, was ich mir damals gewünscht hätte: Ja, es ist gerade schrecklich. Du darfst weinen. Du darfst wütend sein und traurig. Das ist absolut in Ordnung. Lass es raus. Zeige deine Gefühle. Mach etwas mit ihnen und unterdrücke sie nicht. Nimm dir Zeit für Trauer. Schenke dir diese bewusste Zeit. Behalte etwas als Erinnerung an dein ungeborenes Baby und nutze dieses Etwas, wann immer du dich erinnern möchtest. In dir steckt unendlich viel Schöpferkraft und Liebe. Dein Körper wird sich erholen. Deine Seele wird sich erholen. Es wird wieder gut werden.

Von Jasmin

Fehlgeburt 2019

Es ist wohl einer der schönsten Momente und verliert auch in seiner Wiederholung nichts von seinem Zauber. Nachdem wir bereits zwei wundervolle Kinder geschenkt bekommen haben, hielten wir nun also unseren dritten positiven Schwangerschaftstest in den Händen. Voller Vorfreude, Euphorie und allen Glücksgefühlen dieser Welt fieberten wir dem ersten Frauenarzttermin entgegen. Wir wussten ja bereits, was passieren würde. Ein paar Tests, Gespräche mit dem Arzt und dann natürlich der Ultraschall. Wir waren sehr früh beim Arzt und uns war bewusst, dass man in der sechsten Woche noch nicht allzu viel erkennen wird, freuten uns aber dennoch auf alle kleinen erkennbaren Anzeichen. Und da waren sie: aufgebaute Gebärmutterschleimhaut, Fruchthöhlen ... ja Mehrzahl ... und etwas Ungewöhnliches. Der Arzt erklärte, dass es aussieht, als hätte eine Blutung stattgefunden. Dass er bei keiner der beiden Fruchthöhlen aktuell einen Herzschlag feststellen könne. Ob ich Blutungen gehabt hätte oder irgendwas ungewöhnlich gewesen sei. Alles Worte und Sätze, die ich nur sehr passiv wahrnehmen konnte. Ich starrte auf den Bildschirm und mir ging nur ein Gedanke durch den Kopf: Der Herzschlag musste da sein!

Um keine vorschnellen Entscheidungen zu treffen, wollte der Arzt noch zwei Wochen abwarten. Zwei Wochen, die für uns voller Hoffnung und gleichzeitig Angst waren. Zwei Wochen, die nicht vergehen wollten. Zwei Wochen, in denen wir uns von dem Gedanken, Zwillinge zu bekommen, bereits verabschiedeten, aber so sehr bangten, dass sich doch bitte einer der Embryos weiter entwickeln würde. Nach diesen endlosen zwei Wochen waren wir also wieder in diesem Behandlungszimmer, auf diesem Behandlungsstuhl, doch eines war anders. Es war keinerlei Vorfreude mehr da, nur noch Angst und absolutes Unbehagen. Keine zwei Minuten später sollten wir Gewissheit haben, dass sich der Verdacht eines beziehungsweise zweier sogenannter Windeier bestätigen sollte. Die Zellteilung hat aus irgendwelchen Gründen in einem sehr frühen Stadium der Schwangerschaft gestoppt und unsere Babys haben sich nicht weiterentwickelt. Man sah es mehr als deutlich, quasi schwarz auf weiß, denn das Ultraschallbild hatte sich nicht verändert im Vergleich zum letzten Besuch. In diesem Moment schien die Welt unterzugehen. Fassungslosigkeit, obwohl man bereits mit dem Schlimmsten gerechnet hatte. Absolute Leere, die Suche nach Gründen, Erklärungen, irgendetwas, an dem man sich festhalten konnte. Doch da war nichts, außer dass man begann, Fehler bei sich zu suchen. Und wenn man dort keine fand, war es Karma? Hat man das verdient? Wieso wir? Ungerechtigkeit, aber was ist schon gerecht?

Statistisch gesehen passiert das bei jeder zweiten Schwangerschaft. Ein Drittel aller Frauen hat bereits eine oder mehrere Fehlgeburten durchleben müssen. Der Körper hat das geregelt. Das war bestimmt besser so. Es waren doch bloß Windeier. Lieber in der achten Woche als später. Stell dir vor, es wäre behindert gewesen. Du hast doch schon zwei gesunde Kinder, sei doch dankbar dafür. Beim nächsten Mal klappt es bestimmt. Wer weiß, was gewesen wäre. Ja … wer weiß, was gewesen wäre. In meiner Vorstellung wären es zwei genauso wundervolle Kinder gewesen, wie ich bereits habe. Ich wusste, dass all diese Ratschläge nur gut gemeint waren, dass manch einer auch nicht wusste, was er sagen soll und mich damit aufmuntern wollte. Aber in diesem Augenblick will man das alles nicht hören. Das Loch, in welches ich emotional gefallen bin, war unendlich groß und bevor ich nicht den Grund erreicht haben sollte, war es mir egal, was die Statistik sagt. Dass mein Körper vielleicht etwas geregelt hat und es das nächste Mal bestimmt klappt. Ich wollte traurig sein dürfen. Ich wollte trauern dürfen. Ich war acht Wochen schwanger, mit allem, was dazu gehört und es ist ein Verlust wie jeder andere Verlust auch. Wieso dort Unterschiede gemacht werden zwischen der Anzahl der Schwangerschaftswochen, ist mir bis heute schleierhaft.

Nachdem von den ersten Personen, die davon erfuhren, ausschließlich derartige Ratschläge zu hören waren, habe ich den größten Fehler begangen: Ich hörte auf zu reden. Mit außenstehenden Personen sowieso, aber auch mit meinem Mann sprach ich nicht mehr darüber. Eher distanziert, ärztliche Eingriffe, die nötig waren, weil die erste Ausschabung nicht erfolgreich verlief, aber nicht auf emotionaler Ebene. Er merkte, dass es mir schlecht ging, aber er wusste nichts über meine Gedanken und ich ließ ihn nicht mehr an mich ran.

All dieses Verdrängen stürzte unsere Beziehung echt in eine kleine Krise, aus der wir erst wieder heraus gelangten, als ich den Mut und das Selbstvertrauen zurück erlangt hatte, offen darüber zu sprechen und Gefühle einfach zuzulassen. Man muss nicht immer stark sein, man muss sich die Meinungen anderer Menschen nicht so sehr zu Herzen nehmen. Je mehr ich darüber sprach, desto mehr Geschichten und Einzelschicksale offenbarten sich auch mir. Der Gedanke, dass es vielen so ergeht, der mich am Anfang gar nicht trösten konnte, war nun, wo man von Bekannten, Verwandten und Freunden ähnliche Schicksale erfuhr, doch irgendwie Trost spendend. Man war nicht mehr allein in diesem emotionalen Loch. Man hörte von so vielen Geschichten, bei denen nach Fehlgeburten ein Folgewunder die Welt wieder in Bewegung setzte.

Bei uns hat dieser Schritt, die Entscheidung, der Mut, es wieder zu probieren, anderthalb Jahre gedauert. Vorher fühlte ich mich emotional nicht in der Lage. Ich war so angstbehaftet und war davon überzeugt, wenn man bereits mit einem schlechten Gefühl an so etwas herangeht, dann ist es zum Scheitern verurteilt.

Also waren wir nun 18 Monate nach der OP an dem Punkt: „Beim nächsten Mal klappt es bestimmt." Die gleichen Emotionen, das gleiche Gefühl wie bei den vorangegangenen drei Schwangerschaften. Vorfreude, Hoffnung, Neugierde, Euphorie und wieder der Gang zum Frauenarzt in der siebten Woche. Auch wenn man nun emotional wieder stabil war, ist natürlich klar, welche Gedanken vor allem beim ersten Arztbesuch im Hinterkopf umherschwirren. Wieder Tests, Gespräche und dann der Ultraschall. „Wollen Sie gar nicht hinsehen?" Erst bei der Frage wurde mir bewusst, dass ich den Blick auf den Bildschirm vermied. Doch dann sah ich hin und da war sie, die Fruchthöhle und in der Fruchthöhle ein kleines Wunder mit fleißig pochendem Herzen. Ich dachte nicht, dass dieser Moment noch schöner hätte sein können als bei meinen ersten beiden Kindern, aber er war atemberaubend nach den Erfahrungen der letzten anderthalb Jahre.

Ich dachte, ich platze vor Glück und Erleichterung. Ich hätte es in die Welt hinausschreien können, aber dafür bin ich zu abergläubisch und bis zur zwölften Woche sollte es unser kleines Geheimnis bleiben. Wir hätten glücklicher nicht sein können. Weil alles in Ordnung und sämtliche Werte vorbildlich waren, war der nächste planmäßige Termin vier Wochen später. Dieses Mal ging ich ganz unbesorgt und voller Zuversicht zum Arzttermin. In der elften Woche waren wir nun und da kann man bekanntlich den kleinen Menschen schon richtig gut sehen. Ich freute mich riesig auf diesen Moment. Der Behandlungsstuhl erschien diesmal auch gar nicht mehr so abschreckend wie die letzten Male. Der Ultraschall begann. Die Ärztin machte sich auf die Suche, verdächtig lang irgendwie. Dann drehte sie den Bildschirm von mir weg und ich wusste, dass etwas nicht stimmte. „Hatten Sie Blutungen in den letzten Wochen? Hatten Sie Schmerzen?" Sie brauchte eigentlich nichts mehr zu sagen. Nein, hatte ich nicht. Es war alles prima, so wie beim letzten Mal auch. Doch so wie beim letzten Mal auch war ab diesem Augenblick gar nichts mehr prima. Unser Baby verstarb in den vergangenen Wochen, das kleine Herz hatte aufgehört zu schlagen. Einen Grund? Den gab es nicht. Der Körper hat das geregelt. Wer weiß, wofür es gut war. Stehen diese Sätze in irgendeinem Ratgeber? Ich konnte und wollte sie nicht hören. Ich wusste, was folgte. Ich wollte nur noch nach Hause.

Ich will nicht sagen, dass diese Fehlgeburt leichter war. Dieses Mal war es schließlich nicht „nur" ein Windei. Sie war genauso schlimm wie die vorherige auch. Aber ich war emotional gefestigter. Ich wusste, was mir gut tut. Ich wusste, wie ich damit umgehen musste. Ich wusste mir dieses Mal selbst zu helfen. Die Trauer war die gleiche, aber ich wusste nun, dass es nicht besser wird dadurch, es zu verdrängen, und auch nicht dadurch, sich selbst fertig zu machen. Ich ließ die „gut gemeinten"

Ratschläge an mir abprallen. Ich erzählte vielen Menschen in meinem Umfeld davon und machte kein Geheimnis daraus, was uns widerfahren war. Ich fuhr mit meinen Liebsten in den Urlaub, renovierte mein Zuhause und lenkte mich im positiven Sinne ab, ohne etwas verdrängen zu wollen. Ich erzählte meinem Mann alles. Egal, wie seltsam, wie verwirrend oder ätzend ein Gedanke auch war, ich ließ ihn teilhaben. Das macht den Verlust nicht erträglicher, aber es hat mir geholfen, schneller wieder nach vorne blicken zu können. Ich habe auf mich geachtet, auf meinen Körper, mir Auszeiten gegönnt, wenn sie notwendig waren und nicht einfach so weitergemacht wie zuvor. Das ist das, was man im Alltag zu selten tut: sich selbst Zeit geben. Das soll nicht bedeuten, egoistisch zu sein. Es geht auch nicht um Zeit im Sinne von Freizeit für irgendwelche Unternehmungen. Es geht vielmehr darum, auf seinen Körper zu hören.

Wenn man nach Fehlern sucht, findet man viele Punkte, die einen enttäuscht haben in diesen Momenten. Das recht abgeklärte „Die Schwangerschaft ist nicht mehr intakt." der Ärztin, die vermeintlich gut gemeinten Ratschläge von nahestehenden Personen, das Sich-missverstanden-fühlen vom eigenen Ehemann. Mit der Zeit wurde mir aber zunehmend bewusst, dass es nicht die Anderen sind, sondern ich selbst. Auf so etwas ist man nie vorbereitet und rational zu handeln und zu entscheiden in diesem Moment ist ein utopischer Anspruch. Fühle, wie du fühlst. Trauere, wie du es für richtig hältst zu trauern. Suche nicht verzweifelt nach Gründen, denn es gibt manchmal einfach keine. Und projiziere deine Wut nicht auf die Menschen, die dir eigentlich nur helfen wollen, nur leider nicht wissen, wie. Sprich so oft es geht mit so vielen Menschen, wie du für richtig hältst, über dein Baby und behalte es so in Erinnerung: als kleine Seele, die die Erde nur streifen durfte.

Von Mimi

Fehlgeburt 2020

Ich war zum ersten Mal schwanger. Vier Monate nach unserer großartigen Hochzeit hielten wir einen positiven Schwangerschaftstest in den Händen. Ein überwältigendes Gefühl, welches mich direkt zu Tränen rührte. Mein Mann hat sofort seine Mama angerufen und von unserem ereignisreichen Samstagmorgen erzählt. Auch bei ihr flossen Freudestränen.

Ich war während der Zeit, als ich schwanger war, extrem müde und meine Brüste schmerzten oft sehr. Ansonsten ging es mir aber sehr gut – keine Übelkeit, kein Schwindel. Ich habe meinem Mann von Beginn an gesagt, dass in den ersten zwölf Wochen viel passieren kann – aber dass es einen selbst trifft, davon geht man ja nicht aus. Also war unsere Freude riesig! Mein Mann hat ein paar süße Babykleidchen bestellt. Ich habe ihm ein paar süße Baby-Sneakers geschenkt, da wir beide super gerne Sneakers tragen und unser kleiner Bauchzwerg dann auch welche haben soll.

Zwischendurch beschlich mich immer wieder das Gefühl: „Hoffentlich ist alles gut mit dem kleinen Wunder in meinem Bauch." All meine Freundinnen rund um mich herum wurden super unkompliziert schwanger, hatten eine ziemlich unkomplizierte Schwangerschaft und neun Monate später ein gesundes kleines Wunder in den Armen.

Wieso also sollte ich das nicht „können"?

Dann kam die erste Untersuchung bei der Frauenärztin. Ich war in der neunten Schwangerschaftswoche und extrem aufgeregt. „Das ist ein absolut großartiger Moment, wenn du das erste Mal das Herzchen schlagen siehst.", haben mir meine Freundinnen gesagt. Und dann das: Ich sitze bei der Frauenärztin auf dem Stuhl, sie macht den Ultraschall, zeigt mir den kleinen Embryo und sagt dann: „Es tut mir leid, ich sehe keinen Herzschlag. Der Embryo hat wahrscheinlich vor zwei bis drei

Tagen aufgehört, sich weiter zu entwickeln und hat nun keinen Herzschlag mehr."

Mir fiel der Boden unter den Füßen weg. Ich war so geschockt. Ich konnte im ersten Moment nicht einmal weinen. Unser Baby lebt nicht mehr. Der riesengroße Traum von unserem kleinen Baby – jäh zerplatzt.

Ich habe mich bei der Frauenärztin wieder angezogen und ins Besprechungszimmer gesetzt. Sie hat mir angeboten, die Nachricht erst einmal sacken zu lassen und am nächsten Tag wiederzukommen. Aber das hätte mich verrückt gemacht. Ich musste *jetzt* wissen, was passiert und wie es weitergeht. Mir wurde gesagt, dass ich entweder warten könne, bis mein Körper den Embryo irgendwann von selbst abstößt, oder die Möglichkeit in Anspruch nehmen könne, ein Medikament einzunehmen, welches dann die Abstoßung vorantreibt. Da haben sich in meinem Kopf Bilder wie aus einem Horror-Film abgespielt: unendliche Schmerzen, Blutungen, Tränen etc. Dies wollte ich auf keinen Fall. Die letzte Möglichkeit wäre eine Ausschabung. Diese erfolge im Krankenhaus unter Vollnarkose. Ich habe mich dafür entschieden. Die Ärztin sagte daraufhin, sie werde sofort das Krankenhaus anrufen und einen Termin für mich anfragen – ich würde dann kontaktiert werden. Dann sagte sie noch einmal, dass es ihr leidtut und hat sich von mir verabschiedet. Ich ging aus der Praxis, setzte mich ins Auto und rief meinen Mann an. Der war gerade beruflich unterwegs und auf der Heimreise. Unter Tränen habe ich ihm von der letzten, wohl schlimmsten halben Stunde meines Lebens berichtet. Er war sehr gefasst, hat mich aufgefangen und ein wenig beruhigt. Dann bin ich nach Hause gefahren, ins Büro konnte ich in dieser Verfassung keinesfalls.

Eine Hebamme, an die ich mich hätte wenden können, hatte ich zu diesem Zeitpunkt nicht. Wir hatten zu zwei Hebammen Kontakt, welche uns aber beide erst nach der zwölften Woche treffen und persönlich kennen lernen wollten.

In dem Moment, als ich von der traurigen Nachricht erfahren habe, ist in mir eine Welt zusammengebrochen. Ich wusste ja, dass bis zur zwölften Woche viel passieren kann (und auch später noch). Aber dass ich nun selbst betroffen bin, hat mich sehr getroffen. Wir haben uns so unendlich auf unser kleines Wunder gefreut und ich war so bereit für diese Schwangerschaft. Die folgenden beiden Tage waren sehr schlimm. Ich habe viel geweint und war so traurig. Mein wundervoller Mann und ich haben viel geredet. Wir haben uns gesagt, dass die Natur dies regelt, wenn ein Embryo nicht lebensfähig oder das Kind später schwer krank sein würde. Wir wussten, dass die Fehlgeburt noch relativ früh passiert ist, und trotzdem hat es sehr weh getan. Der Gedanke, dass wir aber auf natürlichem Weg schwanger wurden, hat uns ein bisschen getröstet und Zuversicht geschenkt. Mein Mann war eine riesige Stütze für mich und dafür bin ich ihm unendlich dankbar.

Die OP war dann für den Donnerstag eine Woche später angesetzt worden. Eine ganze Woche lang habe ich den toten Embryo in mir getragen, der Körper hat weiterhin gearbeitet, als wäre alles intakt und als wäre ich immer noch „normal" schwanger – während der Kopf wusste, dass es nicht so ist. Diese Woche war nicht leicht. Trauer, Abschied nehmen, sich mit dem, was passiert ist, auseinandersetzen, Zuversicht schöpfen, Angst, dass der Körper den Embryo vielleicht doch plötzlich von selbst abstößt und ich als Notfall ins Krankenhaus muss und, und, und.

Der Tag der OP verlief sehr gut. Das Pflegepersonal und die Ärzte waren super nett. Ich bin morgens um 7 Uhr ins Krankenhaus gegangen, um halb zehn war ich wieder auf dem Zimmer und um 11 Uhr durfte ich mit meinem Mann nach Hause, um mich dort zu erholen. Die OP ist gut verlaufen, ich hatte keine Beschwerden von der Vollnarkose und die Schmerzen hielten sich auch in Grenzen. Mein Mann hat mich wundervoll umsorgt (einkaufen, kochen, gut zureden, …)!

In der Zeit der Fehlgeburt und danach hat es mir eigentlich an nichts gefehlt. Die Frauenärztin war sehr sachlich, für mein Empfinden vielleicht auch ein bisschen abgebrüht. Aber Fehlgeburten gehören wohl zu ihrem Berufsalltag und dass sie eine gewisse Distanz dazu entwickeln muss, ist auch nachvollziehbar.

Unser Umfeld war sehr traurig über diese negative Nachricht und die Info, dass unsere Schwangerschaft nicht planmäßig verlaufen ist.

Wir haben sehr viel Zuspruch, liebe Worte und Unterstützung erhalten. Sei es mit lieben Umarmungen, Karten mit lieben Worten, einer Kerze zum Anzünden. All dies hat uns sehr gut getan. Wäre ich mit der Nachricht alleine gewesen, hätte mich all das wohl noch viel mehr erschüttert. Ich bin dankbar, dass wir auch diese nicht schöne Geschichte mit unserem Umfeld teilen konnten und Unterstützung erfahren durften. Und dann gab es plötzlich viele Stimmen, die von Fehlgeburten (bei sich selbst oder aus dem Umfeld) erzählten und so musste ich mich nicht mehr so sehr als „die Einzige" fühlen.

Der erfolgreiche und unkomplizierte Verlauf der Operation hat mich sehr gestärkt. Ich glaube, dass mein Körper fit und gesund ist, weil er die Operation, die Narkose und die Heilung gut bewältigt hat. Ich hatte kaum Schmerzen, wenig Blutungen und fühle mich jetzt wieder soweit fit. Die Schwangerschaftserscheinungen sind weg und ich spüre, dass mein Körper wieder mir gehört. Die OP ist nun 10 Tage her und ich warte auf meine erste Periode. Ich hoffe natürlich, dass sich mein Zyklus wieder einpendelt und wir wieder versuchen können, schwanger zu werden.

Nebst vielen Gesprächen mit lieben Menschen und meinem über alles geliebten Mann gehe ich zur Akupunktur (dies auch schon vor Schwangerschaftsbeginn). Ich bin der Meinung, dass die Akupunktur mich und meinen Körper sowie auch meinen Geist stärken kann. Ich habe außerdem ein für mich erstelltes Spagirik-Spray, welches ich einnehme, wenn es mir nicht so gut geht (Anm. d. Autorin: Spagirik ist laut Duden eine „Arzneimittelzubereitung auf mineralisch-chemischer Basis"). Und wenn es zwischendurch mal zu Tränen kommt, dann dürfen diese auch fließen.

Mein Mann und ich blicken positiv in die Zukunft. Wir werden wieder versuchen, schwanger zu werden und wir wollen uns bei einem positiven Schwangerschaftstest wieder genauso innig und fest freuen wie beim ersten Mal.

Ich hoffe sehr, dass bei einer erneuten Schwangerschaft die Freude gegenüber der Angst überwiegt. Denn das kleine Wunder im Bauch soll spüren, wie unglaublich dankbar wir sind und wie sehr wir uns freuen! Wir hoffen sehr, dass das Glück das nächste Mal auf unserer Seite sein wird.

Von Eva

Fehlgeburt 2020

Ich habe in der siebten Schwangerschaftswoche, am 16.01.20, zum ersten Mal die Diagnose „Missed Abortion" von meiner Gynäkologin bekommen, als ich wegen leichtem Ausfluss einen Kontrolltermin hatte. Vier Tage vorher hatte ich eine Routineuntersuchung, bei der alles in Ordnung war. Meine Gynäkologin empfand die Entwicklung meiner Fruchthöhle nicht entsprechend der Schwangerschaftswoche und äußerte deshalb diesen Verdacht. Es folgten das erste Mal HCG-Kontrollen. Donnerstag die erste, Montag darauf die zweite. Mein HCG-Wert stieg nicht so, wie er gewöhnlich steigen sollte. Er stieg von 3.100 auf 3.800 und verdoppelte sich nicht alle zwei Tage, so wie er es eigentlich sollte. Meine Gynäkologin war nicht sehr optimistisch. Mir wurde am Montag bereits eine Überweisung zur Ausschabung in die Hand gedrückt, dieses lehnte ich ab. Deshalb vereinbarten wir einen Termin für einen erneuten Ultraschall, um zu schauen, ob sich etwas verändert. Sie schrieb mich arbeitsunfähig. Mein Mann und ich wollten uns mit zwei Blutkontrollen nicht zufrieden geben, deshalb entschied ich mich, am Mittwoch erneut morgens zur Blutabnahme meiner Gynäkologin zu fahren. Dort machte die Ärztin dann spontan einen Ultraschall und sah einen Embryo, jedoch nur 2,3 Millimeter groß. Hier war ich rechnerisch bereits in der achten Schwangerschaftswoche. Meine Gynäkologin stellte fest, dass es sich sogar um einen Embryo und zwei Dottersäcke in der Fruchthöhle handelt, welches auf Zwillinge hindeutete. Da es eine Entwicklung gab, wollte sie erneut eine Woche abwarten. Wir nahmen wieder alle zwei Tage Blut ab. Der Wert stieg auf 4.500, dann auf 5.100. Eine Woche später hatte ich einen erneuten Termin zum Ultraschall. Es gab keine große Veränderung – der Embryo war nicht genug gewachsen, drei Millimeter war er nun groß. Meine Gynäkologin überwies mich an einen anderen Arzt für eine zweite Meinung. Ich war nun bereits in der neunten Schwangerschaftswoche und hatte zu keinem Zeitpunkt Blutungen. Lediglich ab und zu einen leichten braunen Ausfluss. Zwei Tage später hatte ich bereits den Termin bei einem anderen Gynäkologen, der dann leider bestätigte, dass die Schwangerschaft nicht intakt ist. Dies war am 31.01. – da wir bereits einige Wochen in der Schwebe hingen und der Arzt mir dazu riet, hatte ich am selben Tag noch eine Ausschabung im Krankenhaus, welche auch von dem feststellenden Arzt durchgeführt wurde. Insgesamt war ich bezüglich der Schwangerschaft und der Fehlgeburt fünf Wochen arbeitsunfähig.

Leider war die Reaktion meiner Ärztin eine absolute Katastrophe. Dies war meine erste Schwangerschaft, demnach hatte ich nicht viel Ahnung. Die Ärztin erklärte mir weder bei meinem ersten noch beim zweiten Termin, wie der weitere Verlauf der Schwangerschaft sein sollte, und verwechselte mich bereits im Vorfeld mit anderen Patienten. Die Diagnose „Missed Abortion" habe ich mit den Worten vernommen: „Oh, das sieht nicht gut aus. Ich denke, es ist ein Windei. Kein Embryo zu sehen. Aber seien sie nicht traurig, es ist ja nichts gewesen." Keine Erklärung zu einem Windei, von dem ich bis dato noch nie gehört hatte und welches auch nicht zutraf. Bereits nach zwei Blutkontrollen hatte man unser Baby aufgegeben und man gab mir auf dem Flur, ohne Gespräch oder ähnliches, einfach eine Überweisung zur Ausschabung, ohne weitere Untersuchungen. Ich bin mehr als enttäuscht und sauer über diese Behandlung. Das Vertrauen zu meiner Gynäkologin ist kaputt und ich werde meinen Arzt wechseln. Bereits zu einem sehr frühen Zeitpunkt wurde uns nur Angst gemacht und keine Hoffnung ausgesprochen. Wir haben wenig erklärt bekommen und mussten uns über Portale und das Internet Wissen aneignen. Ich hatte zu dem Zeitpunkt keine Hebamme und somit keine andere Ansprechpartnerin als meine Ärztin.

Ich war sehr traurig, als ich von der Diagnose erfahren habe, habe viel geweint und mich gefragt, warum dies genau mir passiert, vor allem bei meiner ersten Schwangerschaft. Dass wir die ersten Wochen ständig im Ungewissen waren, war besonders schlimm. In einem Moment war ich traurig, im anderen Moment hatte ich doch noch Hoffnung, dass alles gut wird. Nach meiner Ausschabung war dies noch intensiver, denn da war es endgültig. Mir hat es geholfen, viel darüber zu sprechen. Mein Mann war in dieser Situation meine größte Stütze und hat mich immer begleitet und versucht, mir andere Lasten abzunehmen.

Ich hätte mir mehr Aufklärung von meiner Gynäkologin gewünscht, aber auch mehr Unterstützung von meiner Krankenkasse. Dadurch, dass das Vertrauen in meine Gynäkologin bereits am Anfang durch Verwechslungen nicht mehr vorhanden war und ich auch ihrer Diagnose nicht viel Glauben geschenkt habe, wollte ich eine zweite Meinung einholen. Leider kann man innerhalb seiner Schwangerschaft nur zum neuen Quartal einen neuen Gynäkologen aufsuchen, auch wenn man dringend eine Zweitmeinung braucht. Auch von der Kassenärztlichen Vereinigung habe ich keine Unterstützung bekommen, deshalb musste ich gezwungenermaßen bei meiner Gynäkologin bleiben. Dies empfinde ich als Zumutung und bin darüber immer noch sehr wütend.

Die Reaktionen aus meinem Umfeld waren gemischt. Ich gehe offen mit dem Thema um und erzähle dies in Situationen, in denen ich gefragt werde. Meine Familie und auch die meines Mannes hatte Verständnis und war ebenfalls betroffen über die Situation. Meine Mutter, meine Schwester und meine beste Freundin waren von Anfang an in die Situation eingeweiht und mir eine große Stütze. Manche Freunde und Bekannte reagierten mit Sätzen wie: „Ihr seid ja noch jung.", „Man konnte ja noch keinen Herzschlag sehen.", oder: „Vielleicht ist es auch besser so." – Sätze, die mir nicht unbedingt geholfen haben, sondern mir das Gefühl gegeben haben, dass die Schwangerschaft nicht wichtig war und wir kein Recht haben, zu trauern. Selbst schwangere Bekannte zeigten nicht allzu viel Mitgefühl, indem sie sich unsensibel mit der eigenen Schwangerschaft in den Vordergrund gestellt haben. Das Thema Fehlgeburt ist leider immer noch ein Tabuthema, über das nicht gerne gesprochen wird, egal, ob man dies will oder nicht. Viele wissen nicht, wie sie mit dem Thema umgehen sollen.

Nach der Ausschabung habe ich mich intensiv mit allem beschäftigt, habe mich oft gefragt, woran es gelegen hat, ob wir etwas falsch gemacht haben. Ich habe dann gedacht, dass dies aus einem bestimmten Grund passieren muss und mein Körper dies rechtzeitig erkannt hat. Er hat gemerkt, dass etwas mit dem Baby nicht gestimmt hat und hat die Entwicklung gestoppt. Das hat mir mein Vertrauen stückweise zurückgebracht. Ganz zurück ist dieses Vertrauen aber noch nicht. Ich denke, dies braucht etwas mehr Zeit.

Von Lisa

Ich hatte zwei Fehlgeburten in meinem Leben. Jede Schwangerschaft war eine geplante Schwangerschaft.

Wir waren auf der Tauffeier meines Neffen und da war ich in der neunten Schwangerschaftswoche. Meiner Familie hatten wir zu diesem Zeitpunkt noch nichts von der Schwangerschaft gesagt, weil wir die zwölf Wochen abwarten wollten. Wir waren natürlich sehr glücklich mit unserem kleinen Geheimnis. Ich musste auf der Feier Pipi machen und habe dann festgestellt, dass ich leicht blutete. Dies war so ein Schockmoment für mich, da ich gehört hatte, dass es kein gutes Anzeichen ist. Ich bin dann sofort zu meinem Mann und habe es ihm ins Ohr geflüstert, damit niemand etwas mitbekommt, und wir sind dann direkt ins Spital gefahren. Ich habe die ganze Autofahrt geweint vor Sorge. Angekommen im Spital mussten wir fast eine Stunde im Wartezimmer warten, bis ich untersucht wurde. Wir waren sehr nervös, weil wir so lange warten mussten. Ich hatte das Gefühl, man nimmt uns nicht ernst, weil ich in der Frühschwangerschaft war. Dann waren wir endlich an der Reihe. Das Herzchen unseres Babys hat zum Glück noch geschlagen, aber zu schwach und es war zu klein. Die Ärzte haben uns wieder nach Hause geschickt und wir sollten in drei Tagen zur nächsten Kontrolle kommen – haben uns aber wenig Hoffnung gemacht. Das waren die schlimmsten und längsten drei Tage für uns, voller Angst um unser Baby, Hoffnung und Trauer. Endlich war Tag Drei gekommen und ich hatte kaum noch Blutungen, keine Bauchschmerzen und war doch in leiser Hoffnung, dass es unserem Baby gut geht – ich wollte mein Baby wieder auf dem Bildschirm sehen. Das Herzchen hat immer noch schwach geschlagen, aber der Embryo ist leider nicht gewachsen. Die Ärzte ließen uns die Wahl, ob wir sofort einen Schwangerschaftsabbruch machen oder wieder warten möchten. Mir war klar, dass wir warten. Also wieder nach Hause und eine Woche warten. Dies haben wir bis zur elften Woche durchgemacht, bis zu dem Zeitpunkt, an dem das Herzchen leider aufgehört hat zu schlagen. Wir hatten uns in den Wochen zwar etwas darauf eingestellt, aber als es dann definitiv war, hat es mir den Boden unter den Füssen weggezogen. Ich habe nur noch geweint. Die Ärztin meinte dann, es passiert sehr vielen Frauen und sei natürlich. Dies war aber kein Trost für mich. Nun mussten wir uns schnell entscheiden, ob wir warten wollen, bis die Blutungen kommen und „es", wie es die Ärzte nannten, von alleine abgeht, Medikamente nehmen zum Ablösen oder uns für eine Ausschabung entscheiden. Ich habe mich für die erste Variante entschieden und bin wieder heim und ins Büro. Ich wollte einfach arbeiten und Ablenkung. Wir hatten es zu diesem Zeitpunkt meiner Familie erzählt und mein Bruder meinte nur: „Mach kein Drama draus. Das passiert vielen Frauen und es war ja nur ein Fötus." Diese Worte haben mich sehr verletzt und wütend gemacht. Für uns war es unser Baby, unser Wunschkind. Meine Schwester hat mich getröstet. Sie hat selbst zwei Kinder. Aber sie meinte auch, eine Fehlgeburt passiert oft und wir sind ja erst am Anfang der Schwangerschaft. Das können auch nur Menschen sagen, die keine Fehlgeburten erlebt hatten. Ich habe es keinen Freunden erzählt und wollte für mich sein. Das Warten auf die bevorstehende Blutung war eine Qual für uns. Ich hatte Angst, auf die Toilette zu gehen, Angst, dass Blutungen auftreten könnten. Das hat sich wieder eine Woche hingezogen und wir mussten erneut ins Spital. Blut wurde mir wieder entnommen und festgestellt, dass meine HCG-Werte wieder gestiegen sind. Es wurde ein Ultraschall gemacht und gesehen, dass sich mittlerweile alles „verformt" hat. Ich musste dann vor Ort die Tablette nehmen, damit die Blutungen kommen, und wieder nach Hause gehen und warten. Mittlerweile hatte ich mich krankschreiben lassen, weil ich den ganzen Druck nicht mehr aushalten konnte. Diese Ungewissheit, wann es losgeht, wann unser Baby von uns geht – das hat mich zu der Zeit sehr, sehr fertig gemacht. Einerseits wollte ich alles endlich hinter mir haben, anderseits habe ich mich immer noch voll schwanger gefühlt. Ich hatte weiterhin die Übelkeit, angeschwollene Brüste und alle Anzeichen einer Schwangerschaft. Ich fand es so ungerecht und gemein, dass die Anzeichen noch da waren, aber das Baby nicht mehr in mir lebte. Am Tag X kamen dann die starken Blutungen. Ich konnte es gar nicht vermeiden, in die Binde zu schauen, und habe die „Reste" von unserem Baby gesehen und nur geweint, geweint, geweint. Ein paar Tage danach musste ich erneut zur Kontrolle, Blutentnahme, und es hieß wieder, dass meine HCG-Wert weiterhin steigen. Wir konnten es gar nicht glauben. Ich war doch nicht mehr schwanger! Die Ärztin vermutete, dass ich noch zusätzlich eine Eileiterschwangerschaft hätte. Ich musste weitere Untersuchungen über mich ergehen lassen, bis entschlossen wurde, dass eine Ausschabung vorgenommen wird, weil immer noch Reste der Schwangerschaft auf dem Ultraschall zu sehen sind. Unter anderem auch eine Bauchspiegelung, um eine zusätzliche Eileiterschwangerschaft auszuschliessen. Mein Mann war die ganzen Tage und Wochen immer an meiner Seite und auch er war sehr traurig, dass wir unser Baby verloren haben. Aber: Mütter empfinden es doch anders und schlimmer. Ich hatte so große Angst vor der OP, weil der Kinderwunsch ja so groß war und es doch Risiken gibt, dass das Gewebe bei der Ausschabung Narben bekommt und man dadurch schwerer schwanger wird. Für mich war das eine sehr schwere Zeit. Auch weil es von meinen Freunden keiner wusste und ich mich sehr zurückgezogen hatte nach der ganzen Geschichte.

Ich habe nach diesem schlimmen Erlebnis ein Jahr lang nichts wissen wollen von einer erneuten Schwangerschaft. Ich hatte teilweise keine Lust auf Sex und Berührungen. Ich hatte das Gefühl, es war alles meine Schuld, dass ich die Schwangerschaft nicht halten konnte und ich habe mich nicht mehr weiblich gefüllt. Für die Ärzte ist es Alltag, für die Betroffen eine Qual, Ungewissheit, Trauer ... Es fehlt mehr Aufklärung und Feingefühl der Ärzte. Man ist auf sich alleine gestellt nach solch einer Erfahrung.

Die Angst, es noch einmal zu erleben, war so groß, doch der Kinderwunsch war größer. Also haben wir es noch einmal probiert und ich wurde nach sechs Monaten wieder schwanger. Und leider sind dann in der zwölften Woche Blutungen aufgetreten. Das Baby ist aber dieses Mal von alleine gegangen. Nach diesem erneuten Rückschlag habe ich dann vorerst abgeschlossen mit der Schwangerschaft und wir haben uns über Adoptionen informiert. Wir mussten aber leider feststellen, dass es nicht so einfach war und vor allem auch sehr kostspielig, daher haben wir es vorerst nach hinten geschoben.

Ich wollte schon vor der Kinderplanung einen Hund aufnehmen und mein Mann hat gemerkt, dass ich mich nach der zweiten Fehlgeburt sehr zurückgezogen habe. Und daher haben wir unsere Coco adoptiert, einen Hund aus dem Tierheim. Ich habe mich voll und ganz auf meine Lady konzertiert (zweieinhalb Jahre alt) und viel mit ihr trainiert und kaum noch ans Schwanger-werden gedacht. Nach einem Jahr ist dann unsere wunderschöne Tochter auf die Welt gekommen und zwei Jahre später unser Sohn. Ich bin der Meinung, dass Coco mir die Angst vor dem Thema Schwanger-werden genommen hat.

Aber bei beiden Schwangerschaften waren wir die ersten Monate sehr zurückhaltend mit der Freude, dass ich wieder schwanger bin, weil die Angst im Vordergrund stand, dass wieder etwas schiefgehen könnte. Ich habe mich erst ab dem fünften Monat entspannt und es auch der Familie und Freunden erst dann mitgeteilt. Ich liebte es trotzdem, schwanger zu sein und ich war wohl die glücklichste Schwangere ab einem gewissen Zeitpunkt. Ich fühle mich aber noch nicht komplett und vielleicht klappt es noch mit einem dritten Kind.

Bei der ersten Geburt war ich 35 Jahre, bei der zweiten 37 Jahre alt. Laut den Ärzten hat das Alter mit den Fehlgeburten nichts zu tun gehabt, sondern es war einfach nur Pech.

Von Caro

Ich habe zwei Sternenkinder: Mika und Elia. Mika, mein erstes Kind, war eine wunderschöne Überraschung im Herbst 2017. Mein Mann und ich hatten nicht aktiv versucht, ein Kind zu bekommen, es aber auch nicht ganz akribisch verhindert. Vom Augenblick des positiven Schwangerschaftstests an freuten wir uns so sehr auf unser Kleines. Dass es Fehlgeburten gibt und dass diese in den ersten zwölf Wochen häufiger vorkommen als im weiteren Schwangerschaftsverlauf, wussten wir, waren aber optimistisch und voller Vertrauen. Vor allem, als wir in der elften Woche ein richtiges kleines Menschlein auf dem Ultraschallbild sahen, dachten wir, die kritische Phase sei überstanden und nun würde bestimmt alles gut gehen. Wir überlegten uns mögliche Namen, meldeten uns im Geburtshaus an und suchten uns schon einmal einen Kinderwagen aus. In der 15. Woche hatten wir den nächsten Ultraschalltermin und fuhren voller Vorfreude auf ein Wiedersehen mit unserem Kind zur Ärztin. Natürlich kam vorher kurz der Gedanke auf, ob wohl alles in Ordnung sei, aber mit den Worten „Es tut mir leid, ich kann leider keinen Herzschlag finden." hätten wir beide niemals gerechnet! Wir waren schockiert und unglaublich traurig – die Schwangerschaft war bisher nach Lehrbuch verlaufen. Es war immer alles in Ordnung. Wie konnte das jetzt noch passieren? Vor allem die Tatsache, dass ich vorher nichts davon gemerkt hatte, machte mir zu schaffen. Wie konnte es sein, dass mein Kind im Mutterleib, am vermeintlich sichersten Ort, gestorben war und ich noch nicht einmal etwas davon mitbekommen hatte? Warum konnte ich mein Kind nicht beschützen, was doch meine Aufgabe als Mutter war? Es gab noch nicht einmal die Möglichkeit, um sein Leben zu kämpfen oder überhaupt irgendetwas anderes zu tun als zu trauern.

Wir lernten in dieser Zeit so viel, das wir eigentlich niemals lernen wollten: Dass Fehlgeburten so viel häufiger vorkommen, als es den Anschein hat, da niemand darüber redet. Dass gerade dieser Ablauf, dass man als Mutter nichts davon merkt, ebenfalls sehr häufig passiert, solange noch keine Kindsbewegungen spürbar sind. Dass es in unserem Familien- und Freundeskreis schon einige Fehlgeburten gab, von denen wir bisher nichts wussten. Aber auch, dass es viel Hilfe für Sterneneltern gibt: meine liebe Hebamme im Geburtshaus, das ganze Team in der Frauenklinik hier in der Stadt, ehrenamtlich Engagierte, die eine Beerdigung für Sternenkinder organisieren und natürlich unser gesamtes Umfeld, dem wir zum Glück schon sehr früh von der Schwangerschaft erzählt hatten und das sich mit uns gefreut hatte. Mein Mann und ich waren zum Glück beide krankgeschrieben und konnten uns in Ruhe überlegen, wie es weitergeht. Vor allen weiteren Schritten nahmen wir uns ein Wochenende Zeit, um alles zu verarbeiten und gemeinsam einen Namen auszusuchen, der zu beiden Geschlechtern passt, da wir das Geschlecht nicht erfahren würden.

Mir wurde zur Wahl gestellt, direkt eine Ausschabung machen zu lassen oder über eine Geburtseinleitung Mikas Körper selbst zur Welt zu bringen (mit anschließender Ausschabung, da diese nach der zwölften Woche meistens nötig ist). Ich entschied mich für die zweite Option, da ich die Vorstellung, einzuschlafen und mit leerem Bauch aufzuwachen, noch viel schlimmer fand. So konnte ich mich wenigstens verabschieden und diese Zeit ganz bewusst mit Mika verbringen. Nachdem alles überstanden war, konnten wir Mika sehen. Sie hatten seinen Körper in bunte Tücher gehüllt und in ein kleines Körbchen gelegt und wir konnten ihn sogar die eine Nacht, die ich zur Beobachtung noch in der Klinik bleiben sollte, bei uns im Zimmer behalten. Die Fotos von Mika und uns dreien zählen zu meinen wertvollsten Besitztümern.

Körperlich war alles ziemlich unkompliziert, ich überstand die OP sehr gut, wurde einige Wochen krankgeschrieben und bekam ziemlich schnell die ärztliche Erlaubnis, wieder zu versuchen, schwanger zu werden. Psychisch war es nicht ganz so einfach – wir nahmen uns noch einige Monate, um alles zu verarbeiten und in Ruhe mit unserer Trauer fertigzuwerden. In dieser Zeit unternahmen wir bewusst Dinge, die uns guttun, suchten uns eine schönere Wohnung, fuhren zum ersten

Mal so richtig weit weg in den Urlaub und gönnten uns etwas mehr Restaurantbesuche und Thermenausflüge als sonst.

Im Winter 2018 trauten wir uns dann wieder, die Verhütung wegzulassen und waren überrascht, wie lange es dauern kann, schwanger zu werden. Da Mika eine Überraschung war, musste ich erst einmal realisieren, dass es im Durchschnitt mehrere Monate dauert, auch wenn man den Zeitpunkt des Eisprungs kennt und beachtet. Bei uns war es im Herbst 2019 so weit: endlich ein positiver Schwangerschaftstest! Mit der Freude kam jedoch die mindestens genauso große Angst. Würden wir auch dieses Kind verlieren, das wir doch sofort schon so sehr liebten wie seine*n große*n Bruder/Schwester? Ich trauerte um die verlorene Unbefangenheit und die Tatsache, dass eine Schwangerschaft voller reiner Freude und ohne Angst wohl für mich nicht mehr möglich sein würde.

Unsere Ärztin ist zum Glück sehr einfühlsam und verständnisvoll. Wir konnten sehr früh schon ein Ultraschallbild machen, um zu sehen, ob das Herz schlägt. So sahen wir in der siebten Woche ein kleines flimmerndes Pixel auf dem Monitor! Eine große Freude, wenn auch sehr vorsichtig. Abgesehen von der dauerhaften Angst verlief die Schwangerschaft sehr ähnlich wie die erste: Mir war oft schlecht, ich war unglaublich müde und etwas unkonzentriert, aber sonst wohlauf. Auch dieses Mal erzählten wir unserem Umfeld direkt nach dem ersten Ultraschalltermin davon, da wir insgesamt sehr offen mit dem Thema umgehen und unsere Freude teilen wollten – und falls es wieder nicht gut ausgeht, würden das unsere Familie, Freunde und Arbeitskollegen sowieso mitbekommen.

Leider wurden unsere Ängste bestätigt, als ich in der zehnten Woche eines Morgens eine leichte Blutung feststellte und wir sofort zur Ärztin fuhren. Auch dieses Mal mussten wir wieder die Worte hören: „Es tut mir leid, aber ich finde keinen Herzschlag." Unser zweites Kind hatte in der achten Woche aufgehört, zu wachsen, und niemand konnte uns sagen, warum. Wie betäubt fuhren wir nach Hause, wieder für einige Zeit krankgeschrieben. Wieder informierten wir unsere Lieben, suchten einen neutralen Namen aus, googelten den Termin für die nächste Sternenkinderbeerdigung. Dieses Mal konnte ich in Abstimmung mit meiner Ärztin und meiner Hebamme auf Geburtseinleitung und Ausschabung verzichten, da die Schwangerschaft noch nicht so weit fortgeschritten war. Wir warteten also, dass mein Körper allein damit zurechtkam, was nach circa zwei Wochen auch passierte. Am schwersten zu verarbeiten war dieses Mal, dass ich Elias Körper nicht sehen konnte – ich blutete einfach nur, hatte einen Abend lang ziemlich starke Wehen und eine Woche lang Bauchkrämpfe, aber sah außer Blutklumpen gar nichts, was auf ein Kind hindeutete. Von Mika haben wir zumindest ein schönes Ultraschallbild und einige Fotos, von Elia nur das eine Bild mit dem flimmernden Pixel.

Insgesamt war ich verwundert über mich selbst, weil ich bei Elias Verlust nicht so zusammengebrochen war wie bei Mika. Ich habe weniger geweint und im Alltag schneller wieder funktioniert. Einige Zeit lang habe ich mich deshalb schuldig gefühlt: Ich habe Elia doch genauso geliebt, warum bin ich dann anders traurig? Mit der Zeit wurde mir jedoch bewusst, dass ich jetzt ganz anders auf die Situation vorbereitet war. Mikas Tod war der erste schwere Verlust in meinem Leben, das erste Mal trauern und das noch dazu so unerwartet und so abrupt nach der großen Freude über die Schwangerschaft. Bei Elia war ich gezwungenermaßen darauf vorbereitet und kannte das Gefühl schon. Es war der gleiche Schmerz, mit dem ich seit 2017 sowieso jeden Tag lebe.

Elias Tod ist nun fünf Monate her. Wir sind noch nicht am Ende dieser Reise angekommen, verarbeiten noch unsere Trauer, aber wir beginnen nun auch, mit ärztlicher Unterstützung nach möglichen Gründen zu suchen. Mir hilft es, darüber zu sprechen: mit meinem Mann und meinen anderen liebsten Menschen, aber auch generell bin ich meinem Umfeld gegenüber sehr offen. Nicht alle Menschen reden über so traurige Ereignisse, aber ich möchte, dass diejenigen, denen es hilft, die Gelegenheit dazu haben. Ich habe gelernt, wie unterschiedlich der Umgang mit dem Verlust von ungeborenen Kindern ist – einige Sterneneltern betrachten das eher nüchtern, als Versuch, der eben nicht geklappt hat, was ihnen bestimmt sehr hilft. Für mich ist es anders: Mika und Elia sind meine ersten beiden Kinder, egal, ob danach noch ein lebendes Kind kommt. Ich habe reale Personen verloren, die ich zwar noch nicht kannte, aber um die ich genauso trauere wie um jeden anderen Verlust.

Sehr wichtig für mich war die liebevolle und einfühlsame Reaktion der meisten Personen in unserem Umfeld. Meine Ärztin und meine Hebamme haben mir damals bei Mika direkt sehr eindrücklich gesagt: „Sie sind nicht schuld. Sie haben nichts falsch gemacht und hätten das nicht beeinflussen können." Im Krankenhaus wurde mir das Gleiche vermittelt: Es ist ein Schicksalsschlag, kein persönliches Versagen. Besonders geholfen hat mir, in alle Entscheidungen einbezogen zu werden. Ich hatte die Wahl, bei Mika die Geburtseinleitung zu versuchen oder gleich die Ausschabung zu machen. Bei Elia hätte ich jederzeit auch ins Krankenhaus gehen können. Meine Entscheidungen wurden akzeptiert und aktiv unterstützt – ich bin überzeugt, dass diese Selbstbestimmtheit eine wesentliche Rolle bei der Verarbeitung des Ganzen spielt.

Früher einmal war ich gläubig, habe sogar evangelische Theologie studiert und wollte Religionslehrerin werden. Noch während meines Studiums habe ich gemerkt, dass meine Zweifel wuchsen und ich mich beruflich umorientieren musste, um mir selbst gegenüber ehrlich zu bleiben. Durch die Beerdigungen, die bei uns in der Stadt von den beiden Kirchen mit einer ökumenischen Andacht begleitet werden, wurde mir das bestätigt. Es war gut, ein Ritual zur Verabschiedung zu haben, aber der Glaube an einen Gott gehört nicht zu den Dingen, die mir helfen. Auch andere Formen der Spiritualität – mit denen ich ebenso aufgewachsen bin wie mit der evangelischen Kirche – helfen mir nicht, meine Trauer zu verarbeiten, im Gegenteil. Diese beiden Schicksalsschläge haben mich emotional eher davon entfernt. Was mir hilft: vor allem mit meinem Mann zu sprechen. Mich mit Arbeit und kreativen Projekten abzulenken. Meinen Körper beim Yoga oder auf dem Crosstrainer zu verausgaben. Alles aufschreiben, was mir auf der Seele lastet. Mir bewusst zu machen, dass es im Alltag trotzdem viele glückliche

97

Momente und viele kleine Freuden gibt – dass mein Leben trotz allem sehr schön ist.

Mit meinem Körper bin ich nach den beiden Schwangerschaften mehr im Reinen als vorher. Mikas Verlust hat das Vertrauen in meinen Körper zuerst sehr erschüttert, da ich ja nicht mitbekommen hatte, dass etwas nicht stimmte. Die Geburtseinleitung und die Genesung nach der OP haben mir das Vertrauen ein Stück weit zurückgegeben. Aber so richtig ausgeglichen wurde mein Körpergefühl erst wieder nach der Schwangerschaft mit Elia und der Tatsache, dass mein Körper das ganz allein verarbeiten konnte.

Wir wissen immer noch nicht, was die Ursache dafür war und werden es vielleicht auch nie erfahren. Meine Kinder vermisse ich jeden Tag und dieser stechende Schmerz in meinem Herzen wird mich bis an mein Lebensende begleiten. Aber ich habe gelernt, damit zu leben. Auch wenn ich immer ein bisschen traurig sein werde, kann ich gleichzeitig glücklich und dankbar für alles Schöne in meinem Leben sein. Dankbar bin ich auch über diese paar Wochen und Monate, die ich mit meinen Kindern verbringen konnte. Sie haben mir gezeigt, wie sich Mutterliebe anfühlt. Und solange ich meinen Mann habe, wir das alles teilen und zusammen durchleben, ist das Wesentliche in meinem Leben in Ordnung.

Von Maria

Fehlgeburt 2020

Berlin, 01.03.2020

Ich glaube, heute schreibe ich den wohl schwierigsten Text meines Lebens. Und dabei geht es um keine wissenschaftliche Arbeit oder Abschlussprüfung, sondern um meine Eileiterschwangerschaft beziehungsweise meine „Eileiterruptur". Ein Wort, das immerhin mein Computer kennt, denn ich kannte es vorher zum Glück nicht und mir war ebenso wenig klar, in was für einer lebensgefährlichen Situation ich mich noch vor gut einem Monat befand. Ich hoffe, dass dieser Beitrag euch helfen wird, zu wissen, dass ihr nicht alleine seid. Und dass es manchmal besser ist, auf noch so kleine Signale des Körpers zu hören und schneller um Hilfe zu bitten, als man es vielleicht als nichtschwangere Frau tun würde. Eventuell erkennt der oder die eine oder andere sich ja sogar in meiner Erzählung wieder, wobei ich das eigentlich nicht hoffen möchte. Es gibt in dieser Geschichte leider kein Happy End im herkömmlichen Sinne, aber ich habe es überlebt und ich bin in der Lage, darüber zu berichten – und hoffe dadurch, zu dem Thema Eileiterschwangerschaft etwas mehr Bewusstsein zu schaffen. Eine Eileiterschwangerschaft lässt sich nicht beschönigen. Es ist schlimm, aber es kann passieren. Leider haben wir keinen Einfluss darauf und können so eine Situation nur hinnehmen. Es ist leider normal und es ist okay. Wir müssen nur einen Weg finden, damit umzugehen und Frieden zu schließen, um den Mut nicht zu verlieren. Aber eines kann ich versprechen: dass wir trotz alledem, was wir in den letzten Wochen durchgemacht haben, wieder bereit sind, einen neuen Versuch zu wagen. Vielen Dank an Rosa für diese tolle Chance, mein Schicksal ein Stück weit zu verarbeiten und ein Teil ihrer wichtigen Arbeit zu sein.

Portugal, Januar 2020

Mein Mann und ich waren Anfang dieses Jahres in Portugal, als wir im Nationalpark Gêres erfuhren, dass wir wieder schwanger waren. Wir waren unendlich froh und gleichzeitig dezent verhalten, hatten wir uns doch ein paar Monate zuvor schon einmal so sehr gefreut, um dann in der achten Woche die Gewissheit zu haben, dass es keine embryonalen Anlagen gab und ich eine „Windei"-Schwangerschaft hatte. Per Curettage wurde damals die Anlage der Fruchthöhle in der neunten Woche entfernt. Ein Ereignis, welches uns natürlich sehr traurig machte, jedoch leichter zu verarbeiten war, da wir nie die Freude erlebt hatten, ein Baby zu sehen, und die Curettage relativ schnell und ohne Komplikationen überstanden war. Diese zweite Schwangerschaft sollte anders werden: positiver, entspannter und vor allem „ganz normal". Eben so, wie wir uns eine Schwangerschaft immer ausgemalt hatten. Auch dieses Mal gingen wir sehr offen mit den Neuigkeiten um und weihten peu à peu unsere Freunde ein. Nur den Eltern und der Familie wollten wir es erzählen, wenn wir sie das nächste Mal persönlich treffen würden. Wir unternahmen im Urlaub weiterhin kleine Wanderungen, vermieden weitestgehend Stress und planten nur Dinge, die sich richtig anfühlten. Mir ging es gut, ich fühlte mich wach und positiv, auch wenn ich mir dies zwischendurch immer mal wieder bewusst einredete, vielleicht um die Zweifel und Ängste zu überspielen. Mein Mann fühlte ähnlich. Wir versuchten, unsere Pläne für die nahe Zukunft selbstbewusst positiv auszudrücken, wie: „Wenn dann alles klappt und wenn das Baby im September hoffentlich da ist, dann (…)." Genau da waren sie, die Zweifel – und besonders ein bestimmtes Wort, welches wir in dieser Zeit noch oft nutzten: „wenn". Dieses primär positive, doch auch dezent ängstliche Gefühl hielt auch an, als wir zurück in Berlin waren und der Alltag uns einholte. Mal überwog das eine Gefühl, mal das andere. Bei der Arbeit weihte ich meine engsten Kolleginnen ein, die schon beim ersten Mal mitgefiebert und mich unterstützt hatten. Selbstbewusst hörte ich mich öfter schon über die kommenden Monate sprechen, wie es aussehen könnte, wie lange ich arbeiten würde, wann ich es dann der

Teamleitung sagen würde usw. Oft schob ich ein „Wenn denn alles gut geht." hinterher. Ich wollte es so gerne selbst glauben. Ich verzichtete aufs Fahrradfahren zur Arbeit, auf Pilates, auf Anstrengungen im Allgemeinen (so gut dies bei einem Vollzeitjob möglich war) und versuchte, einmal am Tag zu meditieren. Bloß alles richtigmachen, denn bei der letzten Schwangerschaft bin ich ja eventuell zu viel Fahrrad gefahren, habe mir eventuell zu viel aufgeladen und bin eventuell zu wenig zur Ruhe gekommen, … oder?

Der erste Termin beim Frauenarzt folgte unmittelbar nach der Reise. Voller Vorfreude saß ich im Wartezimmer. Erinnerungen kamen hoch, von vor nur ein paar Monaten, als ich bei zwei Terminen in Folge erfuhr, dass noch keine embryonalen Anlagen zu sehen seien. Ich saß mit Herzrasen dort und wartete darauf, aufgerufen zu werden. Natürlich musste ich ausgerechnet an dem Tag 30 Minuten warten und versuchte, mich weiterhin positiv zu stimmen. Ich musste auf die Toilette, wollte aber bereit sein, wenn mein Name aufgerufen wird, und so ließ ich es.

Mein Frauenarzt, den ich mittlerweile gewechselt habe, machte einen Ultraschall, um zu sehen, ob man schon etwas erkennen konnte. Er bemerkte meine volle Blase, zeigte mir aber kurz darauf auf dem Bildschirm die Fruchthöhle, die deutlich zu erkennen war, sowie einen kleinen „Quengel", der die Andeutung des Dottersacks sein könnte. Er versicherte mir, dass alles gut und normal für die sechste Woche aussähe und auch, wenn wir noch nicht über den Berg wären, so wären wir auf einem guten Weg. Ich war unglaublich erleichtert und positiver denn je! Es wurde Blut abgenommen und ein neuer Termin für 14 Tage später ausgemacht. Ich ging beschwingt nach Hause. Diese Beschwingtheit begleitete mich durch die nächsten zehn Tage – hier und da ein Ziehen im unteren Bauch deutete ich als „normal" und nahm mir nach wie vor ausreichend Zeit zur Entspannung. Dann kam der 6. Februar …

06.02.2020

Es ist gar nicht leicht, dieses Erlebnis in die richtigen Worte zu verpacken und dem Geschehen gerecht zu werden.

Nach dem Aufstehen frühstückten mein Mann und ich zusammen, wie an den meisten Tagen, unterhielten uns lebendig und ich fühlte mich gut, wie fast jeden Morgen. Ich machte mich fertig für die Arbeit und ging zur U-Bahn-Station, die etwas weiter weg von der Wohnung lag, um auf meine tägliche Bewegung neben der Büroarbeit zu kommen. Ich lief um die Ecke und bemerkte ein Gefühl im gesamten Bauchraum, welches ich als starkes Pieksen beschreiben würde. Überall verteilt, primär im Vorderbauch, aber auch im Genital- und Darmbereich. Ich holte tief Luft, kannte solches Pieksen auch von vor meiner Schwangerschaft. Vielleicht saß mir das Frühstück noch etwas quer, dachte ich, und entschied, noch kurz zum Drogeriemarkt zu gehen, um mich mit Nüssen und Saft für den Tag einzudecken. Aus der Hocke kommend, die Nüsse in der Hand, bemerkte ich, wie mein Kreislauf enorm absackte und mir schwarz vor Augen wurde. Kurz darauf setzte ein Fiepen in den Ohren ein. Ich bezahlte schnell und eilte raus. Ich sah eine Holzbank gegenüber vom Drogeriemarkt vor einer Apotheke und legte mich schnell dort hin. Schweiß lief mir über den Körper. Mir war kalt und ich fühlte mich nicht gut. Ich rief meinen Mann an, der zu meinem Glück noch zu Hause war und bat ihn, mich abzuholen. So konnte ich nicht weiter zur Arbeit. Dies wäre der erste Zeitpunkt gewesen, um einen Krankenwagen zu rufen, doch der Stier, der ich von Sternzeichen bin, wollte das nicht. Ich hatte Angst vor solchen Situationen. Ich brauchte einfach nur mein Bett und ein bisschen Ruhe. Kreislauf und Schwangerschaft, das schien doch ebenso „normal" zu sein wie hier und da ein Pieksen, dachte ich mir – wie falsch ich lag, würde mir bald bewusst werden. Mein Mann kam schnell mit dem Fahrrad zu mir, schilderte in der Apotheke meine Notlage und fragte nach Traubenzucker. Keiner der Angestellten kam heraus, um nach mir zu sehen. Mein Mann hielt meine Beine hoch, während ich den Traubenzucker lutschte und wir überlegten, wie wir am besten nach Hause kommen würden. Wir wollten es langsam zu

Fuß versuchen. Als er mir hoch half, schoss ein Schmerz durch meinen Unterleib. Ich nahm diesen zwar wahr, jedoch sackte mein Kreislauf im selben Moment so sehr ab, dass ich nicht weiter darüber nachdenken konnte. Wir gingen ein paar Meter, ich auf ihn gestützt, bis ich mich auf die Straße legen musste. Stur oder ängstlich, wenn es um meine Gesundheit in der Öffentlichkeit geht (je nachdem, wie man es betrachten möchte), bat ich ihn darum, keine Hilfe zu holen. Wir könnten es zu zweit nach Hause schaffen. Ein Fehler, aus dem wir beide für unser Leben gelernt haben. Wir schafften es ein paar Meter weiter, bis ich mich erneut hinlegen musste. Und so bewegten wir uns langsam vorwärts. Zuletzt lag ich inmitten einer Baustelle. Hier wäre definitiv der zweite Zeitpunkt gewesen, einen Krankenwagen zu rufen, doch stattdessen bat ich mein Mann darum, ein Taxi zu rufen, welches mich liegend die letzten 1.000 Meter nach Hause brachte. Endlich angekommen (Hinterhaus, erster Stock, nur zugänglich mit Schlüssel oder Code), lag ich im Bett und war erst einmal erleichtert, vor allem nachdem ich sicherging, dass ich keine Blutungen hatte – von den inneren Blutungen wusste ich zu dem Zeitpunkt noch nichts.

Mein Mann machte mir eine Wärmflasche und fragte besorgt, ob es denn wirklich so ginge. Ich sagte ihm, dass so alles okay sei und ich einfach entspannen müsse. Meinen Kolleginnen teilte ich per WhatsApp mit, dass ich heute zu Hause bliebe und ich vergewisserte meinem Mann, dass er unbesorgt zur Arbeit fahren könne. Als ich alleine war, ging es mir erst besser beziehungsweise unverändert, dann jedoch stetig immer schlechter, leider gegenteilig zu dem, was ich mir erhofft hatte. Mein Kreislauf sackte nun auch im Liegen ab. Ich drehte mich im Bett um, sodass ich meine Beine auf das Kopfteil legen konnte. So ging es erst einmal. Irgendwann schliefen mir jedoch die Beine ein und jedes Mal, wenn ich ein Bein vom Kopfteil nahm, drohte die Ohnmacht. Dann bekam ich Bauschmerzen, die zu Durchfall führten. Ich bekam Panik, eilte, so gut es in meinem Zustand ging, ins Badezimmer auf die Toilette. Auf der Toilette sitzend wurde mir zusätzlich schlecht und der Kreislauf sackte immens ab, ich schwankte zwischen Kreislaufzusammenbruch, Durchfall und Übelkeit. Ich war mir nicht sicher, wie ich aus der Lage herauskommen sollte und sehnte mich nach Hilfe. Dies war der dritte Zeitpunkt, einen Krankenwagen zu rufen. Wieso nur habe ich meinen Mann gebeten, zur Arbeit zu fahren? Wieso nur noch keine Hilfe gerufen? Keine Zeit, zu bereuen, musste ich doch von der Toilette runter, und irgendwie in die Waagerechte. Ich schaffte es irgendwie. Ich lag kurz auf dem Badezimmerboden und robbte dann, auf dem Rücken liegend, mit einem Eimer in der Hand, zurück ins Schlafzimmer. Den Oberkörper bloß nicht aufrecht heben, dann wäre die Ohnmacht gewiss. Kaum lag ich im Bett – wieder mit den Füßen auf dem Kopfende –, musste ich mich übergeben. Ich war mittlerweile so schwach, dass ich nicht einmal mehr telefonieren konnte. Ich schrieb eine Nachricht an meinen Mann und bat ihn darum, wieder nach Hause zu kommen. Vielleicht sollte ich doch ins Krankenhaus, denn irgendetwas sei wirklich gar nicht in Ordnung. Selber den Krankenwagen zu rufen, wäre keine Option gewesen, zum einen, weil ich es nicht zur Gegensprechanlage geschafft hätte und zum anderen ist unsere Wohnung für Außenstehende nur per Eingabe eines Tür-Codes zu erreichen. Ich hätte nicht die Kraft gehabt, den Sanitätern die Beschreibung zu geben, geschweige denn, die Tür aufzumachen und zu hoffen, dass sie es rein schaffen würden.

Zum Glück sah mein Mann die SMS sofort und rief mich an. Er bemerkte, wie schwach ich war, und bat mich, wach und stark zu bleiben. Er mache sich gleich mit dem Taxi auf den Weg und würde aus dem Auto den Krankenwagen rufen. 20 Minuten später war er da. Mittlerweile lag meine gesamte Konzentration darin, meine Füße oben zu halten und dadurch mein Bewusstsein zu erhalten, geplagt von „Wieso habe ich nicht vorher"- Fragen. Der Krankenwagen und die Feuerwehr kamen kurz nach meinem Mann. Die Sanitäter wussten nicht, dass ich schwanger war, obwohl mein Mann es ihnen mehrfach deutlich am Telefon gesagt hatte. Es waren drei Feuerwehrmänner und zwei Notärzte bei uns in der Wohnung – für manche ein Traum, für mich einfach nur eine riesige Hilfe. Die Sanitäter verbrachten rund 20 Minuten damit, meinen Kreislauf in den Griff zu bekommen, um mich trotz Schocksymptomatik runter zum Krankenwagen zu kriegen. Dank einer Glukoseinfusion und angeschlossen an ein tragbares Herzkreislaufmessgerät konnte ich letztendlich auf eine Trage gesetzt werden, mit der sie mich runterschaffen konnten. Ein Moment, den ich wohl niemals vergesse. Ein Gefühl von 1.000 Nadelstichen im Gesicht und ich dachte, ich würde im Sitzen ohnmächtig. Ich hielt mein Gesicht, während die Sanitäter durchgehend mit mir sprachen. Zum Glück war mein Mann dabei und ich in guten Händen. Mein Mann packte meine Sachen und lief hinter uns her. Im Krankenwagen liegend, bekam ich weitere intravenöse Lösungen und eine Wärmedecke gegen den Schüttelfrost.

Mein Herzkreislauf beruhigte sich etwas, sodass ich letztendlich mit einem Puls von 80/45, aber weiterhin mit Schocksymptomatik, in die Notaufnahme eingeliefert wurde. Ich war froh zu wissen, dass mein Mann im zweiten Wagen hinterherfuhr. Jede Bodenwelle ließ meinen Bauch und Oberkörper mehr schmerzen. Jetzt nahm ich diesen wieder wahr. In der Notaufnahme ging dann alles ganz schnell. Ich hatte eine kleine Hoffnung, dass es doch nichts Schlimmes sei und ich nach einem kurzen Check wieder nach Hause könnte. Dass es anders kam, ist für mich jetzt im Nachhinein klarer. Ich wurde in einen Schockraum gebracht, wo ich von vielen Leuten gleichzeitig versorgt wurde. Ein Arzt war da, ein paar Helfer und nach kurzer Rücksprache mit den Sanitätern wurden die Gynäkologin und ein Chefarzt gerufen. Die Gynäkologin war ungefähr in meinem Alter. Sie blickte mich besorgt an, nachdem sie meinen Bauch abgetastet hatte und fragte mich, was mein Frauenarzt gesagt hätte – ob es eventuell eine Eileiterschwangerschaft sei? Ich verneinte und sagte, dass mein Frauenarzt mir versichert hätte, dass alles „normal" sei, ich müsse circa in der achten Woche sein. Jemand gab mir Sauerstoff, die Gynäkologin tastete mich noch einmal ab, es tat sehr weh. Überall stach es und ich fing an, mir Sorgen zu machen. Die Gynäkologin veranlasste, dass ein Ultraschallgerät geholt wurde und kurz darauf wurde ich ausgezogen. Meine Kleidung wurde in einen Müllsack gesteckt, sie zogen mir ein Krankenhaushemd an und klebten

Elektroden auf Brust und Rücken. Ich hatte einen Pulsmesser am Finger und einen am Ohr. Man untersuche mich per Ultraschall, während meine Unterhose noch an meinem Fußgelenk hing. Ich versuchte mich auf die Unterhose zu konzentrieren: Was würde mit ihr geschehen? Wird es ihnen auffallen, dass sie noch an meinem Fußgelenk hängt? Ich hatte ausgerechnet heute meine Lieblingshose an. Die Schmerzen waren unerträglich, als sie das Gerät einführte. Sie sah mich an, dann das Ultraschallbild und ihr entfuhr mehrfach ein: „Scheiße! Scheiße!" Sie sagte, dass ich sehr viel Blut im Bauch hätte und dass ich dringend operiert werden müsse. Die Schmerzen und inneren Blutungen seien durch eine Eileiterschwangerschaft verursacht und es sähe nicht sonderlich gut aus. Sie fragte, ob ich ganz sicher sei, dass ich von keiner Eileiterschwangerschaft wisse? Sie erklärte mir, dass sie alles versuchen würden, um den Eileiter zu retten, aber dass sie zu diesem Zeitpunkt nichts garantieren können. „Mist! Warum schon wieder so eine Enttäuschung?!", ging es mir durch den Kopf.

Ich resignierte. Ich nahm alles auf, was sie sagte. Es machte mich unglaublich traurig. Aber ich hatte zu wenig Kraft, um die Infos richtig zu verarbeiten und mir darüber klar zu werden, was es eigentlich bedeutete. Ich war völlig fertig und weinte. Immer wieder klatschte man mir sachte auf die Wangen und sagte energisch: „Bleiben Sie wach, liebe Frau B.! Halten Sie die Augen auf!" Ich kam mir vor wie in einem Film – als ob das alles nicht mich betreffen würde. Ich war müde, erschlagen, kaputt und wollte nur die Augen kurz zu machen und mich ausruhen. Ich bemerkte, wie man mich mehrfach piekste, wahrscheinlich um Blut abzunehmen, aber scheinbar wollte nirgendwo etwas rauskommen. Mich stach es an der Innenseite vom rechten Handgelenk. Ich sah, wie nun jemand versuchte, dort etwas Blut raus zu bekommen. Mit letzter Kraft hob ich meinen Arm. Mein Handgelenk wurde festgehalten und jemand sagte verschärft, dass sie dieses Blut bräuchten, um meine Blutgruppe zu bestimmen. Ich sagte, dass ich glaube, dass ich 0 negativ sei. „Sie glauben oder Sie wissen? Glauben reicht uns in dieser Situation leider nicht! Wie sicher sind Sie sich?" Ich sagte: „Ziemlich sicher.", und dass mein Mann mein Portemonnaie habe, wo meine Blutgruppe drin stünde. Sie holten meinen Mann, der zuvor gebeten wurde, rauszugehen, als die gynäkologische Untersuchung begann. Mein Mann sah mich besorgt, aber aufmunternd an. Eine Träne lief über seine Wange, aber er versuchte, stark zu sein. Als ich ihm sagte, dass ich gleich operiert werden müsse und wohl innere Blutungen habe, sagte er: „Alles wird gut. Das muss jetzt so gemacht werden. Sie helfen dir und ich bin da." Das tat gut, er streichelte über meinen Kopf, während ich in einer Art Schwebezustand war. Er sagte, dass er meinen Eltern und meinen Kolleginnen Bescheid gegeben hätte und dass sie alle an mich denken. Alles würde gut werden.

Ich hatte den Ultraschall noch in mir drin, als sie meinem Mann den Sack mit meinen Klamotten gaben und ihn baten, rauszugehen. Die Gynäkologin war nicht mehr im Raum, kam aber kurz darauf mit dem Chefarzt wieder rein. Sie klärten mich kurz auf, was mich gleich im OP erwarten würde. Ich musste irgendetwas unterschreiben. War meine Unterhose noch an meinem Fußgelenk? Die Blutgruppe schien bestimmt worden zu sein. Zum Glück hatten sie nicht auf mich gehört, denn ich bin 0 positiv, nicht 0 negativ! Der Chefarzt bat meinen Mann noch zwischen Tür und Angel, in der Cafeteria zu warten. Er würde ihn anrufen und berichten, sobald die OP überstanden sei. Man entfernte den Ultraschall, dann schoben sie mich raus.

Begleitet von der Gynäkologin und zwei weiteren Ärzten wurde ein freier OP-Saal gesucht. Sie verfuhren sich. Ich versuchte zu helfen, wurde aber gemahnt, jetzt ruhig zu bleiben. Sie mussten Leute aus einem Fahrstuhl bitten. Wir fuhren hoch und ich sah mich kurz im Spiegel und konnte nicht glauben, was da gerade vor sich ging. Dann wurde gerannt. Ich wurde vielfach gefragt, ob ich Allergien hätte. Ich verneinte, vergaß dabei meine Essigallergie, zum Glück war das aber nicht schlimm. Man bat mich darum, den Mund weit aufzumachen, um zu zeigen, dass alle Zähne fest sind. Ich bin mir im Nachhinein aber nicht sicher, ob ich mir das eventuell nur eingebildet habe. Meine Kraft reichte kaum aus, weshalb ich noch einmal energisch gemahnt wurde den

Mund richtig und weit aufzumachen, dann kam auch schon die Maske auf mich zu und ich sank in einen tiefen Rausch.

Eine Stunde später wurde ich geweckt, erinnere mich aber nur schwach. Man sagte mir, dass ich sehr viel Blut verloren hätte. Ich fragte dies bestimmt noch zwei-, dreimal erneut, da ich mir nicht sicher war, ob ich richtig gehört hatte. Zweieinhalb Liter hatte ich verloren – der weibliche Körper verfügt über fünf bis sechs Liter, es war sehr knapp. Ich kam in ein Einzelzimmer auf die Intensivstation und sah auf der Uhr, dass es halb vier war. Ich fühlte mich beschwingt, sah jedoch an mir runter und entdeckte einen Blasenkatheter und eine reichlich gefüllte Wunddrainage. Die Krankenschwester kam herein, um mir meine Fragen erneut zu beantworten. Sie war sehr freundlich und geduldig. Nachdem sie noch einmal betont hatte, wie viel Blut ich verloren hatte, realisierte ich langsam den Ernst der Lage. Sie holte meinen Mann ab, der zwar schon mit dem Chefarzt telefoniert und erfahren hatte, was gemacht wurde, aber nicht wusste, wo er mich finden konnte.

Als ich ihn sah, war ich unendlich dankbar und demütig. Nachdem wir über meine Erfahrungen gesprochen und immer wieder ungläubig den Vormittag bedacht hatten, erzählte er mir noch einmal, was der Chefarzt ihm gesagt hatte. Per Bauchspiegelung hatten sie die Blutung gestoppt und die Eileiterruptur entdeckt. Wir hätten richtig gehandelt, indem wir Hilfe gerufen hatten, aber viel länger hätten wir auch nicht warten dürfen. Wir verbrachten noch gut drei Stunden zusammen, bevor die Besuchszeit zu Ende war. Wir sprachen über Reaktionen der engsten Familie und Freunde, denen mein Mann von dem Vorfall berichtet hatte, und die sich besorgt bei meinem Mann zurückgemeldet hatten. Es war wirklich schön zu wissen, dass wir beide in einem tollen Netzwerk verankert sind und dass weder mein Mann, noch ich mit den Sorgen alleine waren. Wir nahmen ein Selfie auf, um dem Ganzen die Schärfe zu nehmen, wobei ich rückblickend betrachtet echt mitgenommen aussah. Ich hatte einen Riesendurst, auch Appetit und war zu Scherzen aufgelegt. Das lag vermutlich am Morphium, aber vielleicht auch an der Gewissheit, diesen schlimmen Vorfall nun überstanden zu haben. Mein Mann und ich aßen noch zusammen, bevor wir uns mit einem relativ guten und sicheren Gefühl verabschiedeten.

Nachdem mein Mann gegangen war, telefonierte ich mit meiner Familie und zwei meiner engsten Freundinnen. Eine von ihnen rief mich zufällig an, sie hatte mein Foto, was ich aus dem Krankenhaus geschickt hatte, noch nicht gesehen. Es war surreal, ihnen von meinem Tag zu erzählen, als würde ich ihnen eine Geschichte von jemand anderem wiedergeben. Ich schrieb weiteren Freunden und meiner Teamleiterin bei der Arbeit, dass ich im Krankenhaus sei und erst einmal nicht zur Arbeit kommen würde. Für die Einzelheiten war ich noch nicht bereit. Ich fühlte mich die ganze Zeit über in guten Händen. Das Personal auf der Intensivstation war fürsorglich und empathisch. Sie nahmen sich Zeit und kamen jede Stunde rein, um nach mir zu sehen. Die Nachtschwester kam um 23 Uhr. Ich hörte, wie die Tür zugemacht wurde und sie sich bei der Übergabe über mich unterhielten. Auch hier hatte ich wieder das Gefühl, dass die schlimmen Geschehnisse, die berichtet wurden, nicht mich betrafen. Ich nahm ein lautes Rauschen in den Ohren wahr und ein Pfeifen, das in pulsierenden Wellen durch meine Halsschlagader ging. Es war sehr unangenehm und egal, wie ich mich hinlegte oder hinsetze, pulsierte sie. Dann setzten zudem leichte Schmerzen im Brustkorb ein. Ich klingelte in dieser Nacht mehrfach und bat um Schmerzmittel – das Pfeifen sei eine Nebenwirkung des Blutverlusts und würde wohl noch eine Weile anhalten. Es ähnelte ein wenig einem Sturm, der durch undichte Fenster pfeift. Der Rippenbogen schmerzte in der Nacht sehr und auch mein Hals tat mir weh. Die Nachtschwester kam nun alle 30 Minuten rein, um nach mir zu sehen. An Schlaf war nicht zu denken. Einmal musste ein Arzt kommen, da ich durch die Schmerzen im Rippenbogen keine Luft bekam. Er gab mir Tipps, wie ich liegen sollte, und ein stärkeres Schmerzmittel. Die Schmerzen kamen von der Bauchspiegelung, bei der mir Gas in den Oberkörper gepumpt worden war, um zwischen die Organe sehen und dann letztendlich endoskopisch operieren zu können. Zum Glück waren Rippen und Hals am nächsten Tag wieder okay. Morgens kam dann die Visite, eine junge Ärztin, die bei meiner OP dabei war. Sie klärte mich über die Operation auf und beruhigte mich, dass die Halsschmerzen vom Intubieren kamen. Sie erklärte mir, dass sie einen minimalinvasiven Eingriff durchgeführt hätten, wobei sie durch zwei kleine Schnitte – linker Unterbauch und Bauchnabel – per Laparoskopie zum verletzten Eileiter kommen konnten (Anm. d. Autorin: Laparoskopie ist laut Duden die „Untersuchung der Bauchhöhle mit dem Laparoskop", einem „mit elektrischer Lichtquelle und Spiegeln versehenes Instrument, das zur optischen Untersuchung der Bauchhöhle und der in ihr liegenden Organe durch die Bauchdecke eingeführt wird"). Nachdem sie die Blutung gestoppt und das meiste abgesaugt hatten, war es ihnen möglich gewesen, den Riss zu entdecken. Der Eileiter war in der Zwischenzeit fingerdick angeschwollen. Normalerweise sei es ein sehr zartes Organ, und sie hatten ihn dann weiter aufgeschnitten, um die „Schwangerschaftsreste" entfernen zu können. Der Schnitt würde von alleine heilen und das Wichtigste: Der Eileiter konnte erhalten werden. Sie klärte mich darüber auf, dass ich wieder schwanger werden könnte, dass aber eine minimal erhöhte Chance bestünde, dass es noch einmal passieren kann. Ich nahm wieder alles auf und erst einmal hin, bin aber heute – anderthalb Monate später – noch dabei, zu verstehen und zu verarbeiten.

Mein Mann kam direkt am Morgen vorbei. Er hatte einen riesigen Blumenstrauß mit meinen Lieblingstulpen und einen Brief dabei – von seinem Zwillingsbruder und seiner Frau in Australien. Er brachte mir auch ein Bild von sich mit, für meinen Nachttisch, sowie frische Kleidung, Deo und andere Sachen, um die ich ihn gebeten hatte. Wir lachten über meine verlorene Lieblingsunterhose, weinten, redeten und er las mir eine Menge Nachrichten von lieben Freunden und seiner Familie vor. Ich war wirklich froh, dass nicht nur ich so tolle Unterstützung bekam, sondern auch mein Mann. Der Vorfall hatte uns beide ganz schön mitgenommen und während ich im Krankenhaus unterstützt wurde, war mein Mann zu Hause alleine. Er sagte mir, dass meine Eltern bereits auf dem Weg nach Berlin seien und noch am Nachmittag zu mir ins Krankenhaus kämen. Sie würden das Wochenende über bei uns in der Wohnung übernachten, sodass er nicht alleine wäre. Am Nachmittag und nach einer Eiseninfusion kam ich dann auf die Gynäkologische Abteilung. Ein Bettenwechsel, der mich körperlich völlig fertigmachte. Ich hatte kaum Kraft, um von dem einen Bett rüber in das andere zu rutschen und mein Kreislauf drohte erneut abzusacken. Zum Glück bekam ich Mittel gegen Übelkeit und für den Kreislauf. Eine positive Eigenschaft hatte die Situation jedoch: Meine Unterhose fanden wir im ersten Bett, fein säuberlich eingepackt, in einer Plastiktüte. Wenn das kein gutes Zeichen war!

Angekommen auf der Gynäkologischen Station, richtete ich mich ein. Ich schlief eine große Runde, während mein Mann sich auf den Weg machte, um mit seinem Chef zu sprechen, da er nicht in der Lage war, zu arbeiten, und ein paar Erledigungen unternahm. Er kam am Nachmittag zurück, mit einer enormen Auswahl an Zeitschriften, alle gesponsert von seinen Eltern, die auch in Australien leben. Am frühen Abend kamen dann meine Eltern, die mir ebenfalls kleine Aufmerksamkeiten und liebe Nachrichten von Verwandten mitbrachten. Sie waren so besorgt losgefahren, dass sie ihre Koffer zu Hause vergessen hatten. Sie waren froh, mich relativ munter vorzufinden und wir verbrachten einen schönen, wenn auch kurzen, Abend zusammen an meinem Bett und waren alle froh und demütig, dass dieses schlimme Ereignis noch glimpflich ausgegangen war.

Abends, als mein Mann und meine Eltern weg waren, rief mich noch mein Bruder aus Australien an und danach schlief ich lange, soweit das Pfeifen in meiner Halsader es zuließ. Am nächsten Morgen ging es mir leider wider Erwarten sehr schlecht. Ich war schwach, erschlagen, hatte schlimme Kopfschmerzen und einen Tunnelblick. Seitlich sah ich nur schwarze Flecken. Die Chefärztin kam für die Visite rein und war besorgt, dass ich noch immer nicht aufgestanden war. Ich klagte über das Pfeifen in meinen Ohren und in der Halsader und musste weinen, ich war nur fertig. Sie klärte mich auf, dass der hohe Blutverlust Konsequenzen habe könne – dass sie sich in der OP zwar bewusst gegen eine

Transfusion entschieden hätten, da sie erst einmal schauen wollten, ob mein Körper eigenständig das Blut nachproduzieren würde. Aber dass meine Werte noch so schlecht seien (mein Hämoglobinwert – das Hämoglobin ist ein wichtiger Bestandteil der roten Blutkörperchen – war derzeit bei fünf. Normal sei bei Frauen zwölf bis sechzehn – Konsequenz: eine akute Blutarmut-Eisenanämie), dass wir aufpassen müssten, dass ich keine chronischen Erkrankungen, wie zum Beispiel Herzrhythmusstörungen oder Nierenschäden, entwickeln würde.

Sollte ich mich für eine Infusion entscheiden, wären jedoch ein minimales Risiko von HIV oder Blutkrebs vorhanden, jedoch ein so geringes, dass ich mir keine Sorgen zu machen bräuchte. Ich war zu überfordert und emotional, um diese Entscheidung allein treffen zu können. Die Ärztin riet mir jedoch zu der Transfusion und einer schnellen Entscheidung. Ich bat darum, meinen Mann und meine Eltern anzurufen, da ich dazu nicht in der Lage sei. Obwohl es außerhalb der Besuchszeiten war, kam mein Mann sofort – die Ärztin übernahm die Verantwortung, falls das Personal sich echauffieren sollte – und wir hörten uns noch einmal die Vor- und Nachteile der Bluttransfusion an. Mit meinem Mann an meiner Seite schlief ich ein und als die Ärztin zurück war, entschieden wir uns für die Transfusion. Mittlerweile sah ich rote Flecken, wenn ich jemandem ins Gesicht sah.

Eine Stunde später bekam ich intravenös das Spenderblut. Erst einen Beutel, dann gegen Abend, als meine Eltern zu Besuch waren, den zweiten. Vor den Transfusionen wusch mein Mann mich im Liegen, es war so selbstverständlich für uns beide, dass es uns zum Schmunzeln brachte – so hatte ich mir immer das sehr späte Rentenalter vorgestellt und ich war so dankbar, wie sehr er für mich da war. Während ich nachmittags noch zu geschwächt für Unterhaltungen und Besuch war (mein Mann hatte meine Freundinnen absagen müssen, die zu Besuch kommen wollten), konnte ich mich abends mit meinen Eltern und meinem Mann unterhalten und sogar ein wenig essen. Das hatte ich an diesem Tag noch gar nicht. Nachdem die drei sich verabschiedet haben, passierte dann das Unglaubliche – es gelang mir, mit Hilfe der Krankenschwester das erste Mal nach drei Tagen aufzustehen. Zwar nur kurz, aber ein Erfolg, der mich vor Freude zum Weinen brachte!

Ich konnte nach der zweiten Transfusion minutiös verfolgen, wie das pulsierende Pfeifen weniger wurde, wie meine Finger abschwollen – meine Ringe hatte ich am Tag zuvor meinem Mann geben müssen, da sie in den Finger einschnitten – und ich zu Kräften kam. Mein Mann hatte in der Zwischenzeit mit unseren Freunden Kontakt, da ich am Tag der Infusion nicht auf mein Handy gucken, geschweige denn irgendetwas planen konnte. Eigentlich wollten mich zwei Freundinnen besuchen, denen mein Mann aufgrund meines Zustands absagen musste. Sie schickten mir stattdessen einen großen Blumenstrauß, Zeitschriften und einen Gameboy mit Super Mario ins Zimmer. Eine Geste, die mich sehr aufgemuntert hat, gerade an diesem schwierigen Tag.

Am nächsten Morgen konnte ich nach dem Frühstück ein weiteres Mal aufstehen und mittags sogar mit Hilfe der Schwester ins Badezimmer gehen. Sie entfernte den Katheter und wusch mich, während ich mich darauf konzentrierte, aufrecht stehen zu bleiben. Mir war die Situation sehr unangenehm, aber sie streichelte mir über den Rücken und sagte, dass sie doch dafür da sei und dass ich mich nicht schämen bräuchte. Alle Krankenpfleger waren unglaublich nett und empathisch, ich bin ihnen noch immer zu tiefst dankbar, wie sehr sie sich darum bemühten, dass es mir beziehungsweise uns gut ging. Die Krankenschwester auf der Intensivstation sagte mir zum Abschied sogar, dass es schade sei, dass ich sie schon verlasse, auch wenn es für mich natürlich toll sei. Viele teilten ihre persönlichen Erfahrungen von Fehlgeburten mit mir und sprachen mir gut zu, dass der richtige Zeitpunkt kommen wird und dass ich noch jung sei.

Am Nachmittag kamen mein Mann und meine Eltern mit frisch gekochten Tortellini und einem Laptop mit unseren Bildern aus dem Portugalurlaub. Wir sahen sie zusammen an und schwelgten in Erinnerungen, die mir schon wieder ewig her vorkamen. So viel war in der Zwischenzeit passiert ... Aber nun saß ich da, ohne Katheter, in eigenen Klamotten und aufrecht. Nachdem meine Eltern den Weg in den Norden antraten, kam meine liebste Freundin zu Besuch, brachte nepalesischen Tee mit, den wir mit meiner Zimmernachbarin teilten. Danach kamen noch zwei weitere Freundinnen und am Ende nochmal mein Mann, der noch bis zum Ende der Besuchszeit dablieb. Danach konnte ich das erste Mal wieder meinen Roman lesen, bis ich irgendwann einschlief. Davor vergewisserte ich mich noch, dass ich am nächsten Tag entlassen werden könnte, wenn es mir gut ging – und das tat es!

Am nächsten Morgen wurde mir nach der Visite der Chefärztin, die wahnsinnig froh über meine Fortschritte war, die Drainage gezogen, neue Pflaster auf die Schnittwunden geklebt und ein Entlassungsbrief geschrieben. Ich sollte einen Folgetermin beim Frauenarzt machen. Eine Aufgabe, die mich zwar erneut zum Weinen brachte, denn zurück zu meinem Arzt wollte ich auf keinen Fall, die aber auch neue Chancen barg – meine Zimmernachbarin empfahl mir ihre Gynäkologin, über die ich mittlerweile zu meiner heutigen fand, mit der ich mehr als zufrieden bin.

Ich habe so viel Liebe, Dankbarkeit und Demut erfahren, so viele tolle Menschen haben an mich gedacht, aber auch an meinen Mann und meine Eltern. Wir waren alle nicht allein und füreinander da, auch heute noch. Ich werde manchmal zweimal in den Arm genommen, einfach, weil mein Gegenüber so überwältigt ist und auch ich nehme manchmal zweimal in den Arm, einfach, weil ich so überwältigt bin. Das Leben ist ein Geschenk, unsere Gesundheit ist so wichtig! Wir sollten immer gut zu uns und unserem Körper sein, ihm keinen unnötigen Schaden zufügen und uns bewusst über dieses eine Leben sein. Besonders Frauen sind mir in den letzten Wochen sehr empathisch und mitfühlend begegnet, sei es beim Orthopäden, Hausarzt oder bei der Physiotherapie – alles Ärzte, die mein Vorfall mit sich brachte – meine Mutter oder gute Freundinnen und Bekannte, alle schenken mir ihr Ohr und fragen regelmäßig, wie es mir geht. Aber auch Männer, sei es mein Vater, mein Bruder, Ärzte oder gute Freunde. Ich habe gelernt, mit jedem offen darüber zu sprechen, denn eine Schwangerschaft ist etwas sehr schönes, über die viele Menschen Bescheid wissen. Weniger leider jedoch über Fehlgeburten, die dabei fast so alltäglich sind wie Schwangerschaften.

Es dauert seine Zeit, so ein Schicksal zu verarbeiten. Für manche geht es schneller als für andere, aber es ist möglich. Ich habe mir kurz nach der Entlassung aus dem Krankenhaus die Hilfe einer Therapeutin gesucht, mit der ich nicht nur mein Trauma, sondern auch die zweite Fehlgeburt verarbeite und versuche, dieses Schicksal zu akzeptieren und daran zu wachsen. Ich bin noch mittendrin, während ich dies schreibe. Aber immerhin lässt mich mittlerweile jedes Wetter wieder gut fühlen, sei es Sonne, Regen oder Wind. Mich werfen immer weniger Situationen, bedeutsame Lieder oder Frauen mit Babybäuchen aus der Bahn und wenn doch mal, dann ist es okay und ich erinnere mich an den Vorfall und rufe mich zur Vernunft. Denn ich bin so dankbar, weiterhin ein Teil meines Lebens und dieser Welt zu sein! Ich sitze hier, ich atme und ich kann darüber berichten.

Wenn ich etwas gelernt habe, dann ist es, dass ich niemals alleine bin, auch wenn ich mich manchmal noch so einsam mit meiner Angst und meiner Trauer fühle. Und, dass es völlig okay und sogar so wichtig ist, mit jeder und jedem offen darüber zu sprechen, denn nur so können wir uns selbst helfen. Jedes noch so kleine Signal unseres Körpers ist wichtig. Wir sollten uns die Ruhe nehmen, innezuhalten und auch kleine Signale ernst zu nehmen.

Wie Anfangs erwähnt, gibt es hier kein Happy End im herkömmlichen Sinne. Leider bin ich bisher noch nicht wieder schwanger, aber das Ganze ist erst fünf Wochen her und wir können immerhin schon wieder sagen, dass wir bereit für einen weiteren Versuch sind …

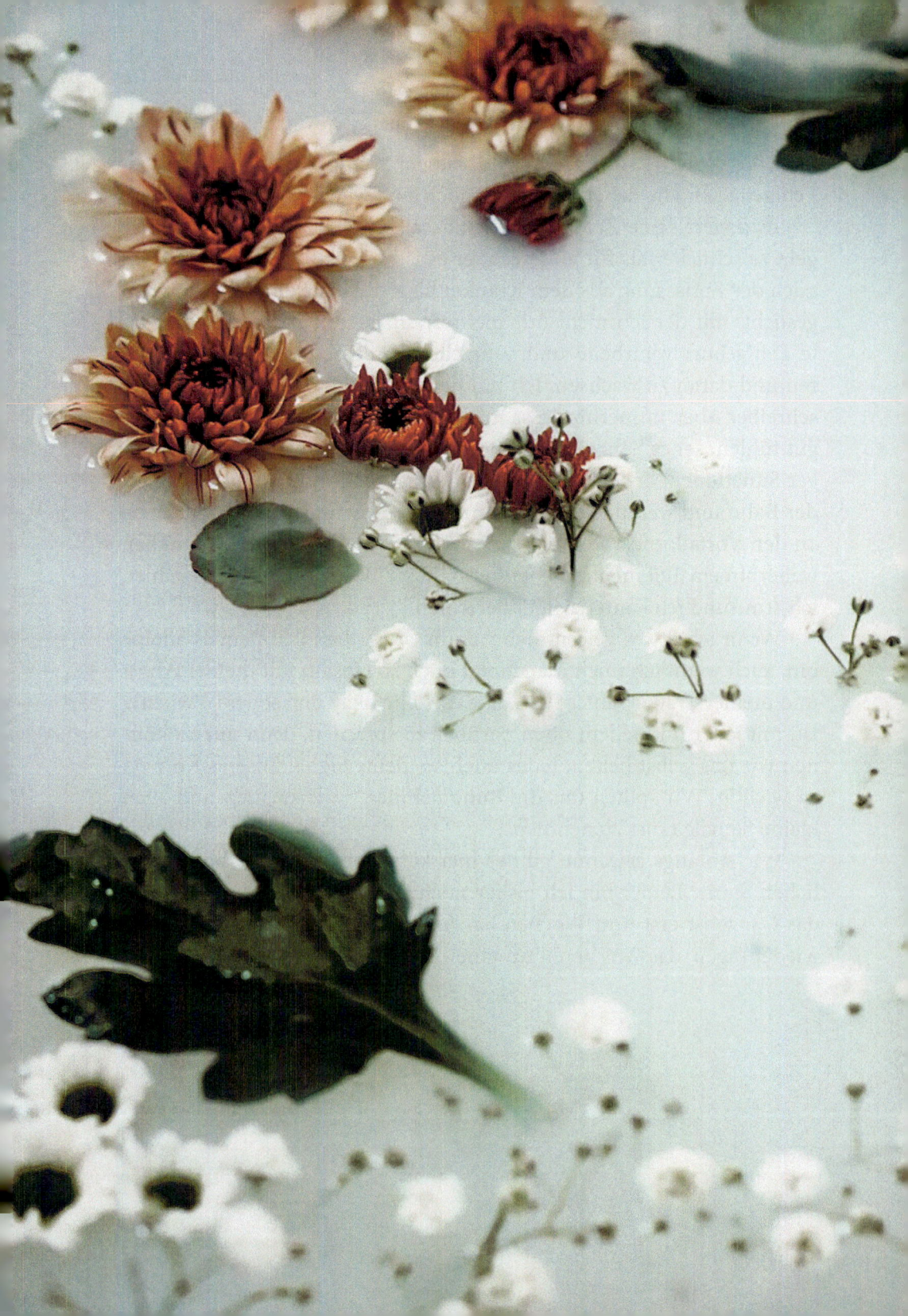

BETREUUNG DURCH

HEBAMME UND DOULA

Betreuung durch Hebamme und Doula

Wie die Tagebücher und Erfahrungsberichte gezeigt haben, kann eine Hebamme eine unglaubliche Stütze in dieser herausfordernden Zeit sein. Daher heißt es: Sobald ein positiver Schwangerschaftstest vorliegt, Hebamme anrufen! Denn je früher man eine Hebamme an seiner Seite hat, desto unkomplizierter ist es auch im Falle einer Stillen Geburt, Unterstützung zu bekommen. Jemanden an seiner Seite zu haben, der sich auskennt, der mit den verschiedenen Möglichkeiten vertraut ist und dem man vertrauen kann, ist unendlich wertvoll. Nach meiner zweiten Fehlgeburt habe ich meine Hebamme direkt in der fünften Schwangerschaftswoche kontaktiert und hatte von der sechsten bis um die zwölfte Woche jede Woche einen Termin mit ihr. Sie kam zu mir und wir haben einfach einmal die Woche miteinander gesprochen: Sie hat meinen Bauch gestreichelt und dem Baby gut zugeredet und ich konnte meine Ängste formulieren und herauslassen. Sie war da, hat zugehört und einfach Verständnis gezeigt. Und mehr brauchte es auch gar nicht. Ich weiß nicht, wie ich diese sechs Wochen ohne sie durchgestanden hätte! Sie war mir eine so wichtige und wertvolle Stütze und dank ihr konnte ich die Schwangerschaft so entspannt genießen. Aufgrund dieser Erfahrungen kann ich einfach jeder Frau raten, sich in der Frühschwangerschaft eine Hebamme zu suchen – spätestens aber nach der Fehlgeburt! Denn dann braucht man jemanden, der in Ruhe mit einem spricht und sich mit der Thematik auskennt. Selbst eine empathische Ärztin hat oft gar nicht die Zeit, in Ruhe alle Möglichkeiten, Risiken etc. rund um die Fehlgeburt zu erläutern. Und noch weniger Zeit hat sie, den emotionalen Aspekt eines Verlusts in der Frühschwangerschaft zu erörtern. Hierfür gibt es die Hebammen – sie haben Zeit, sie haben Rat und sie stehen uns zur Seite, wenn es hart auf hart kommt.

Egal, ob Stille Geburt oder Laute Geburt: Geburt ist Geburt und somit hat man auch bei einer Stillen Geburt alle Rechte, die man bei einer „normalen" Geburt hat: das Recht auf Vorsorge durch die Hebamme in der Schwangerschaft, das Recht auf Unterstützung durch die Hebamme während der Stillen Geburt (falls man diese zu Hause erleben möchte) und das Recht auf Nachsorge. Auch wenn man kein lebendiges Kind auf die Welt gebracht hat, braucht man trotzdem ein Wochenbett – ein paar Tage Ruhe, in denen man sich von den Strapazen der Geburt oder der OP erholen und sowohl physisch als auch psychisch wieder zu Kräften kommen kann. Und hier hat man auch Anspruch auf die Wochenbettbetreuung durch eine Hebamme! So sieht es zumindest in der Theorie aus. Tatsache ist leider, dass es einen erheblichen Mangel an Hebammen gibt und daher manche Hebammen von vornherein sagen, dass sie erst ab der zwölften Schwangerschaftswoche die Vorsorge übernehmen. Wenn du bereits eine Fehlgeburt hattest oder einfach unsicher bist, dann bestehe darauf, dass deine Hebamme schon vor der zwölften Woche mit der Vorsorge beginnt. Erkläre ihr deine Situation und deine Ängste. Sie wird dich verstehen. Wenn nicht, ist es vielleicht eine gute Idee, eine andere Hebamme zu suchen. Auch ganz allgemein sollte man sich für die Suche nach der richtigen Hebamme ein wenig Zeit nehmen. Oft merkt man schon am Telefon, ob die Harmonie stimmt. Sprich ruhig beim ersten Telefonat Themen an, die dir wichtig sind, damit du direkt weißt, ob du mit deiner Hebamme auf einer Wellenlänge bist. Wenn du sofort nach dem positiven Schwangerschaftstest ein paar Telefonate tätigst, hast du den Rest der Schwangerschaft deine Ruhe und bist in guten Händen – egal, was kommt.

Was übernimmt die Krankenkasse?

Die Krankenkasse übernimmt in Deutschland die Vorsorgeuntersuchungen durch die Hebamme ab dem Zeitpunkt des positiven Schwangerschaftstests und auch die Nachsorge im Wochenbett (egal, ob bei Stiller oder Lauter Geburt!). Eine Hebamme ist verpflichtet, erste Hilfe zu leisten, wenn sie gerufen wird. Solltest du also spontan eine Stille Hausgeburt haben, so darfst du deine Hebamme anrufen und ihr sagen, dass du zum Beispiel stark blutest und Unterstützung benötigst und sie muss dir in diesem Fall zur Seite stehen. Einer guten Hebamme muss man das natürlich nicht extra sagen. Sie kommt, sobald du ihr sagst, dass du stark blutest oder Wehen hast, zu dir nach Hause und spricht mit dir deine Möglichkeiten durch (Sie stellt dir Fragen wie: „Möchtest du lieber ins Krankenhaus?", „Fühlst du dich zu Hause gut und sicher?"). Sollte sie nicht kommen (können), so kann sie über das Telefon erste Hilfe leisten und dich und deinen Partner anweisen, was zu tun ist. Wer sich für eine Ausschabung im Krankenhaus entscheiden sollte, muss sich auch keine finanziellen Sorgen machen – denn auch das übernimmt die Krankenkasse in Deutschland. Nach der Stillen Geburt beziehungsweise der Ausschabung übernimmt die Krankenkasse die Hebammenbesuche im Wochenbett. Das Wochenbett wird von vielen Frauen sehr unterschätzt. Das liegt unter anderem daran, dass viele Ärzte eine Curettage als Kleinigkeit abtun und Frauen häufig gesagt wird, sie können sofort wieder arbeiten gehen. Dabei wird aber nicht bedacht, dass sich der Hormonspiegel der Frau nach dem Ende der Schwangerschaft stark verändert und das Schwangerschaftshormon rapide absinkt. So kann es auch nach einer Fehlgeburt zu einer „Wochenbettdepression" auf Grund von Hormonveränderungen kommen.

Es ist aber auch noch aus anderen Gründen sehr wichtig, sich nach der Fehlgeburt die Zeit und Ruhe für ein Wochenbett – und eine Wochenbettbetreuung – zu nehmen:

- Die Gebärmutter bildet sich nach der Fehlgeburt zurück. Das kann ziehen und ziepen und braucht Ruhe. Im Wochenbett kann man sich wunderbar den Bauch mit wohltuenden Ölen massieren und mit einer Wärmflasche wärmen, während man die Gebärmutter ihre Arbeit machen lässt.

- Bei einer Hausgeburt verliert man viel Blut, eine Curettage im Krankenhaus ist ebenfalls sehr strapaziös. Jetzt ist es Zeit, sich von den Strapazen zu erholen, den Körper gut zu nähren und ihm Ruhe zu schenken.

- Das Wochenbett ist ein geschützter Raum, weit weg vom Alltag. Es ist die ideale Zeit für lange Gespräche mit dem Partner und/oder der besten Freundin über alles, was passiert ist. Nimm dir diese Zeit!

- Der oben bereits erwähnte Hormonhaushalt wird dich eventuell nach der Fehlgeburt ziemlich durcheinanderbringen. Im Wochenbett ist es völlig okay, auch mal einen Tag nur zu weinen – erlaube dir, deinen Gefühlen freien Lauf zu lassen. Nutze dein Wochenbett dafür.

Aber wie genau läuft die Wochenbettbetreuung durch die Hebamme nach einer Fehlgeburt ab? Was kann sie überhaupt machen und wie kann sie dir helfen? Kommt die Hebamme für die Wochenbettbetreuung nach einer Fehlgeburt zu dir nach Hause, so macht sie mehr oder weniger das, was sie nach einer normalen Geburt auch machen würde. Es gibt tatsächlich einen Fragebogen für die Wochenbettbetreuung, den jede Hebamme immer dabei hat. Da stehen dann Fragen drauf wie: „Wie ist dein Ausfluss?", „Wie fühlen sich deine Brüste an?", „Wie fühlt sich dein Bauch an?" Neben den obligatorischen Fragen fragt dich die Hebamme in aller Regel, wie es dir geht und lädt dich damit ein, über deine Gefühle zu sprechen. Sie bezieht auch den Partner mit ein, sofern dieser da ist. So habt ihr als Paar nach dem Hebammenbesuch die Möglichkeit, die Themen aufzugreifen, die die Hebamme mit euch besprochen hat und da tiefer einzutauchen. Eine liebevolle Hebamme massiert dir nach der Geburt (oder der Curettage) auch den Bauch, damit sich deine Gebärmutter gut zurückziehen kann – und um dem Bauch eine wenig Liebe zu schenken. Wenn du dich im Wochenbett unwohl fühlst, sehr viel Blut verlierst und/oder zu einer Depression neigst, weiß die Hebamme am besten, was zu tun ist, an wen du dich wenden kannst und ob es Grund zur Sorge gibt.

Wenn du absolut keine Hebamme für die Vorsorge oder die Betreuung nach der Stillen Geburt findest – oder wenn du noch mehr emotionale Unterstützung für die Schwangerschaft oder die Stille Geburt möchtest, so hast du auch die Möglichkeit, dich nach einer Doula umzuschauen. Eine Doula? Ja genau. Das Wort „Doula" ist griechisch und heißt so viel wie „Dienerin" und das ist die Doula auch: eine Dienerin für die Übergangsphase von der Frau zur Mutter. Eine Doula ist deine emotionale Stütze, hilft aber auch bei ganz praktischen Dingen in der Schwangerschaft und während der Geburt. Anders als Hebammen haben Doulas keine medizinische Ausbildung und können daher unter einer normalen Geburt keine Alternative für eine Hebamme sein, sondern eher eine gute Ergänzung. Bei einer Fehlgeburt ist die Doula als emotionale Stütze aber sehr wertvoll – die Doula stärkt, macht Mut und fängt auf, wenn es sein muss. Während eine Hebamme also auf jeden Fall *auch* eine emotionale Stütze sein kann, ist dies die einzige Aufgabe der Doula. In der Regel ist die Doula vor allem für die Zeit kurz vor, während und nach der Geburt für die Schwangere beziehungsweise Mutter da. Man kann aber auch eine Stille Geburt zu Hause mit einer Doula durchführen und/oder sich nach einer Fehlgeburt emotionale Unterstützung holen. Während die Krankenkasse in Deutschland die Kosten für die Betreuung durch eine Hebamme abdeckt, trifft dies leider nicht auf die Betreuung durch eine Doula zu. Man muss sie also aus eigener Tasche bezahlen.

Ich bin davon überzeugt, dass Hebammen und Doulas am besten für sich selbst sprechen können, wenn es darum geht, wie sie bei einer Fehlgeburt am besten unterstützen können. Darum teile ich im Folgenden ein Gespräch mit zwei Hebammen mit dir.

Interview mit zwei Hebammen

Franziska Seelemann und Irmi Krause arbeiten beide freiberuflich als Hebamme, Franziska seit 2009 und Irmi seit 2016.

Liebe Franziska, liebe Irmi, ihr arbeitet beide als Hebammen und betreut regelmäßig die Geburten von lebendigen, gesunden Kindern. Aber wie häufig kommt ihr in eurem Arbeitsalltag in Kontakt mit Fehlgeburten?

Irmi: Viele Frauen wissen leider nicht, dass sie auch im Falle einer Fehlgeburt ein Recht auf Hebammenhilfe haben und dadurch erfahre ich oft erst gar nicht davon. Dass Frauen sich jetzt durch den Hebammenmangel so früh an uns wenden müssen, hat den Vorteil, dass wir sie von Anfang an betreuen und so rufen sie uns ganz natürlich an, wenn etwas nicht in Ordnung ist. Wenn ich eine Zahl sagen soll, würde ich sagen, jede vierte Frau, die sich bei mir meldet, verliert ihr Baby in den ersten Wochen der Schwangerschaft.

War das Thema Fehlgeburt Teil eurer Ausbildung? Habt ihr den Eindruck, dass das Thema ausreichend in der Ausbildung behandelt wurde?

Franziska: Das Thema Fehlgeburt war kein großer Teil meiner Ausbildung. Es wurde theoretisch im Unterricht „angeschnitten" und die verschiedenen Arten und Zeitpunkte angesprochen. Praktisch habe ich einige späte Fehlgeburten im Kreißsaal mit begleitet, wobei ich die Art und Weise, wie meine Ausbildungshebammen mit den Frauen umgegangen sind, sehr kritisch betrachtet habe. Kleine Fehlgeburten (vor der 18. Schwangerschaftswoche) wurden meist auf der Gynäkologischen Abteilung betreut, wobei man da nicht von Betreuung sprechen kann. Weil die Frauen meist ganz allein in einem Patientenzimmer lagen und mit Medikamenten betäubt wurden. Erst ab meiner freiberuflichen Arbeit im Geburtshaus komme ich mit frühen Fehlgeburten in Kontakt und bin für jede Begleitung dankbar, weil ich merke, wie die Frauen profitieren und ich auch. So traurig es ist, macht mich das Begleiten trotzdem sehr glücklich, es fühlt sich natürlicher und richtig an.

Irmi: In meiner Ausbildung auf jeden Fall. In der Praxis natürlich – ich habe meine Ausbildung in einer großen Uniklinik mit Perinatalzentrum gemacht. Da habe ich jede Woche Frauen betreut, die sich von ihrem Kind und ihrer Schwangerschaft verabschieden mussten aus den unterschiedlichsten Gründen und in unterschiedlichsten Stadien der Schwangerschaft – und in der Theorie. Ich kann mich an ein dreitägiges, sehr beeindruckendes Seminar mit einem katholischen Theologen und einer Hebamme erinnern, das die Klinik für uns Schülerinnen organisiert und finanziert hat und das mich nachhaltig geprägt hat.

Viele Frauen suchen sich erst in der zweiten Hälfte der Schwangerschaft eine Hebamme und haben somit in den ersten drei Monaten, in denen die meisten Fehlgeburten passieren, gar keinen anderen Ansprechpartner als ihre Ärztin oder ihren Arzt. Würdet ihr euch wünschen, dass dies anders wäre? Warum?

Franziska: Ich wünsche jeder Frau ab positiven Schwangerschaftstest sofort eine Hebamme an die Seite. Gerade Erstgebärende sind meist unzureichend darüber informiert, was ihnen zusteht und welche Art von Betreuung man sich aussuchen/wünschen kann. Leider sieht die Praxis ganz anders aus. Stellt dann ein Arzt bei einer Ultraschalluntersuchung fest, dass das Baby nicht mehr lebt oder die Frau meldet sich mit einer Blutung beim Gynäkologen, sind viele Frauen mit dieser Diagnose total überfordert. Alles steht Kopf, eine Welt bricht zusammen, sie fallen in ein großes Loch, wenn man dann unter Druck gesetzt wird und keine ausreichende Zeit hat zum Nachdenken. Wie gehe ich mit dieser Situation um, was kann ich machen? Muss ich in ein Krankenhaus? Benötige ich ein Medikament oder warte ich ab und kann der Natur ihren Lauf lassen? Ich wünsche den Frauen in dieser schweren Zeit: Zeit. Zeit zum Trauern, Nachdenken und den richtigen Weg für sich selbst finden.

Irmi: Letzte Woche erst hatte ich ein Vorgespräch mit einer schwangeren Frau und ihrem Partner. Die erstgeborene Tochter war auch dabei. Schnell hatten wir einen guten Draht zueinander. Ich konnte spüren, wie sie sich wohl gefühlt haben im Geburtshaus. Gemeinsam konnten wir das kleine Menschlein spüren und uns daran freuen, als ich meine Hände auf ihren Bauch gelegt habe. Nur drei Tage später kam ihr Anruf: Blutung und von der Klinik bestätigte Diagnose, da ist kein Herzschlag mehr. Diese Familie war unglaublich überrascht und berührt davon, dass ich sofort an ihrer Seite sein konnte. Von Beratung aus medizinischer Sicht, Betreuung während der „kleinen Geburt", Bauchmassagen, körperlicher Zuwendung, Zuhören bis gemeinsames Weinen, Trauer, Tränen und Trost. Wie gut ist das auch, jemanden an seiner Seite zu haben, wenn es darum geht, das Geborene zu betrachten, anzufassen, Abschied zu nehmen. Auch in den Tagen danach kommt die Hebamme, massiert den Bauch, macht Rückbildungsübungen, steht mit Rat und Tat zur Seite, hat auch mal ein Ohr und Auge für den Partner oder die Geschwisterkinder, deren Trauer oft nicht gesehen wird. Das kann eine ärztliche Praxis nicht leisten.

Welche Ansprüche hat man denn überhaupt als Mutter einer Fehlgeburt? Übernimmt die Krankenkasse die Kosten für eine Hebammenbetreuung nach einer Fehlgeburt?
Franziska: So lange die Frau noch schwanger ist, kann sie durch Hilfeleistung der Hebamme begleitet werden. Dies übernimmt die Krankenkasse. Die Kosten bei Begleitung einer Fehlgeburt übernehmen auch die gesetzlichen Krankenkassen. Die Hebamme kann dabei sehr unterstützend und hilfreich sein. Auch im Nachhinein hat die Frau Anspruch auf Wochenbettbegleitung. Dies gilt bis zwölf Wochen nach der Geburt. Frauen nach Fehlgeburten haben auch Anspruch auf einen Rückbildungskurs. In Leipzig gibt es einen Rückbildungskurs für verwaiste Mütter.
Irmi: Die Krankenkasse übernimmt die Kosten für die Hilfe bei Beschwerden während der Schwangerschaft, zum Beispiel regelwidrige

Blutungen etc., also wenn eine Fehlgeburt eventuell droht. Auch die Kosten für eine Betreuung während der Fehlgeburt, sofern sie nicht in der Klinik stattfindet. Und weiter für die Nachbetreuung und Rückbildung. An vielen Orten werden Rückbildungskurse für verwaiste Mütter angeboten, die werden auch von den Krankenkasse finanziert.

Wie geht ihr damit um, wenn ihr erfahrt, dass das Baby im Bauch einer Frau nicht mehr lebt? Wird die Frau direkt zum Arzt oder in das Krankenhaus geschickt? Oder gibt es Raum, das Thema emotional zu bearbeiten? Habt ihr einen Leitfaden oder entscheidet ihr bei jeder Frau individuell?

Franziska: Ich entscheide es individuell. Sollte eine Frau in der Frühschwangerschaft Blutungen haben, schicke ich sie zur Abklärung zum Gynäkologen. Wo kommt die Blutung her, welche Ursache gibt es? Sollte sich dann herausstellen, dass das Baby nicht mehr lebt, bekommt die Frau Zeit und Raum. Alles immer in Absprache mit den Gynäkologen und der Frau. Gibt es keine medizinische Indikation, sofort zu handeln, weil die Mutter in Gefahr ist, kann abgewartet werden. Höre ich im späteren Teil der Schwangerschaft keine Herztöne, schicke ich die Frau auch zur Abklärung in die Klinik oder zu Gynäkologen. Auch die Ärzte und Hebammen in den Kliniken gehen mit diesem Thema sehr vorsichtig und sensibel um. Es gibt Trauerbegleiter und vieles mehr.

Irmi: Ich persönlich entscheide individuell, es sei denn, ich habe es mit einem Notfall zu tun. Die Frauen sind ja auch sehr unterschiedlich. Eine Frau braucht die Sicherheit der Ultraschalldiagnose und der Klinikbetreuung, eine andere wartet geduldig ab, wie es weitergeht. Manche Frauen möchten keine Zeit zu trauern, lieber schnell alles hinter sich bringen. Da versuche ich behutsam zu ermutigen, sich Zeit für den Prozess der Fehlgeburt zu nehmen, es bewusst zu erleben und bewusst zu trauern. Aber auch das ist eine sehr individuelle Sache. Leitfäden gibt es da eigentlich eher zu den medizinischen Aspekten.

Viele Frauen werden von ihrer Ärztin/ihrem Arzt nach der Diagnose „Missed Abortion" direkt ins Krankenhaus überwiesen, um dort ausgeschabt zu werden. Wie steht ihr zu diesem Vorgehen? Muss das sein?

Franziska: Ich finde es sehr traurig, dass viele Frauen bei Missed Abortion in die Klinik geschickt werden. Frauen, die mit dem Thema nicht vertraut sind und in dieser Situation natürlich in einem Ausnahmezustand sind, sagen schnell Ja zur Curettage. Bei einer guten Aufklärung kann den Frauen aber auch die Angst genommen und Zeit und Raum gegeben werden zum Abwarten, Trauern, Akzeptieren und Loslassen. Ich warte sehr gerne mit den Frauen ab, bin in engem Kontakt mit ihnen. Sollte die Fehlgeburt aber für die Frau so zur Belastung werden (durch das Warten darauf), kann man mit naturheilkundlichen Mitteln die Fehlgeburt etwas anregen, in Gang zu kommen. Ich denke da an Homöopathie, Akupunktur und pflanzliche Mittel.

Irmi: Da ermutige ich die Frauen, den behandelnden Arzt oder die behandelnde Ärztin immer nach einer Alternative zu fragen und nach den Gründen. Und immer mehr Kliniken weisen die Frauen darauf hin, dass es natürlich mit Ausnahmen auch die Möglichkeit der „Geburt" zu Hause gibt oder zumindest des Abwartens. Der Vorteil der Curettage ist die Sicherheit, alles ist draußen. Der Nachteil: Jede Curettage hinterlässt in der Gebärmutter winzige Wunden, die vernarben und dann ein Risiko für jede weitere Schwangerschaft sein können. Perfekt ist, wenn Hebamme und Gynäkologin zusammenarbeiten und die Frau umfassend beraten und betreuen können.

Wenn man sich als Eltern dafür entscheidet, die Stille Geburt zu Hause zu erleben anstatt im OP, was sollte man eurer Meinung nach beachten und bedenken?

Franziska: Das Zuhause ist für die Frau und Familie ein besonders geborgener Ort. Sie fühlen sich wohl, können sich frei bewegen. Ich bitte die Frauen immer, während der „Geburt" die Blutungsmenge im Auge zu behalten (Vorlagen mit durchtränktem Blut sammeln und Blut, welches in eine Menstasse fließt, in einem größeren Gefäß sammeln, um später die Gesamtmenge gut abschätzen zu können.) Die Frau sollte sich gut ausruhen, ihren Raum suchen, sich zurückziehen, wenn sie es möchte. Ausreichend trinken, um den Blutverlust auszugleichen, leichte Kost einnehmen, um bei Kräften zu bleiben.

Irmi: Das Okay der Ärztin oder des Arztes ist mir wichtig. Und dass die Anamnese der Frau gemeinsam besprochen wird. Welche Betreuung braucht die Frau? Gibt es Risiken, die schon vorher bestehen? In welcher Schwangerschaftswoche ist die Frau? Gibt es bereits eine Hebammenbetreuung? Solche Fragen müssen vorher geklärt werden. Nach der zwölften Schwangerschaftswoche besteht ein erhöhtes Risiko für schwere Nachblutungen. Das finde ich wichtig. Und eine Nachkontrolle bei der Gynäkologin mit Ultraschall ist notwendig, um sicher zu gehen, dass keine Plazenta- oder sonstige Gewebereste in der Gebärmutter verbleiben. Das kann gefährlich werden.

In meiner vierten Schwangerschaft, die ich nach zwei Fehlgeburten hatte, wurde mir oft gesagt: „Wie gut, dass du keine Ausschabung hattest und deine Gebärmutter somit unversehrt geblieben ist." Welche Risiken kann eine Ausschabung für die Folgeschwangerschaft mitbringen?

Franziska: Curettagen sind natürlich Eingriffe in gesundes Gewebe und können die Gebärmutterwand verletzen. In einer Folgeschwangerschaft kann dies zu Störungen bei der Placentahaftung kommen. Die Rate an einer Placenta accreta, increta und percreta ist erhöht (Anm. d. Autorin: Vorgelagerte oder angewachsene Plazenta). Das kann nach der Geburt zu einer erhöhten Blutungsgefahr führen und somit erneute operative Eingriffe mit sich führen.

Irmi: Das sind unter anderem verstärkte Nachblutung, Infektionen, Perforation von Organen, Gebärmutterhalsschwäche, veränderte Menstruation, Schmerzen und eben ein erhöhtes Risiko für Komplikationen bei weiteren Schwangerschaften. Aber auch das Nichtbeachten von Symptomen wie Fieber, Grippegefühl, eitriger Ausfluss, verstärkte Nachblutung etc. nach einer Stillen Geburt kann gefährlich werden. Auch hier können zum Beispiel Infektionen durch verbliebene Gewebereste auftreten.

Inwiefern bezieht ihr den Partner während und nach einer Fehlgeburt mit ein? Dreht sich alles nur um die Mutter oder hat der Mann zum Beispiel in den Nachsorge-Gesprächen auch einen festen Platz in eurer Arbeitsroutine? Habt ihr Tipps für die Männer, die dies hier lesen?

Franziska: Ich versuche, in meiner Arbeit die Männer immer bestmöglich mit einzubeziehen. Bei einer Fehlgeburt ist es aber auch immer sehr verschieden. Sind die Männer dafür offen, möchten sie mit dabei sein, kümmern sie sich in der Zeit um Geschwisterkinder oder möchten sie lieber etwas Abstand haben. Ich hoffe, du verstehst, was ich meine. Es gibt verschiedene Männertypen. Viele Frauen sind nach Fehlgeburten auch etwas verärgert, weil für die Männer das Thema nicht so intensiv wie für uns Frauen ist – gerade bei frühen Fehlgeburten. Bemerke ich aber, dass die Männer auch Redebedarf haben, frage ich, wie es ihnen geht. Ich berate, welche Möglichkeiten man bei der Trauerbewältigung hat, wie man dem Ganzen Raum gibt und wie man aber auch wieder nach vorn schauen und es als Teil und Geschichte seines Lebens sehen kann.

Irmi: Unbedingt versuche ich, die Partner und Geschwisterkinder mit einzubeziehen. Gerne zeige ich ihnen, wie sie mit einer Bauchmassage ihrer Frau etwas Gutes tun können und mit eigenen Händen den leeren Bauch der Frau erspüren können. Die Fehlgeburt betrifft die Partner zutiefst, aber sie spüren sie nicht körperlich. Sie haben oft noch keinen Bezug nehmen können zu dem winzigen Menschlein, das sich schon wieder verabschiedet hat, noch bevor sie es ertasten konnten. Ich frage sie einfach: „Wie geht es dir?" Und ich ermutige die Familien, viel miteinander über alles zu reden, sich nicht dem anderen in der Trauer, in dem Verlust zu verschließen. Und oft sprechen wir auch gemeinsam über das Weitere, das Zukünftige. Was kann, was darf sein? Wie fühlt sich das an? Wie reden wir über unser Kind, das nicht bei uns ist, aber zu uns gehört?

Nach einer Fehlgeburt fühlen sich viele Frauen in ihrer weiblichen Kraft, ihrem Frausein, geschwächt. Habt ihr – aus euren Erfahrungen – Tipps, wie man als Frau nach einer Fehlgeburt wieder zurück ins Vertrauen zu sich selbst und das Leben findet?
Franziska: Das ist eine gute Frage. Bei meiner eigenen Fehlgeburt habe ich auch das Vertrauen in meinen Körper verloren. Es hat eine ganze Weile gedauert, es wiederzufinden. Ich glaube, es braucht Zeit, Geduld, Gespräche mit Vertrauten und vielleicht auch mit anderen Betroffenen, die einen verstehen und zuhören können. Die Welt drehte sich damals bei mir weiter, aber ich selbst stand still, voller Traurigkeit. Erst in der Folgeschwangerschaft, die anfangs von furchtbarer Angst umhüllt war, habe ich das Vertrauen wieder in mich gefunden, als mein Kind wie wild ab der 18. Schwangerschaftswoche gezeigt hat, ich bin da, ich lebe, ich geh nicht weg. Da wurde es bei mir besser und mein Vertrauen kam zurück. Verallgemeinern kann man das, glaube ich, aber nicht.
Irmi: Ich finde es schwer, da einfach Tipps zu geben, da jeder Mensch seine eigene Prägung, seine Geschichte und sein Körpererleben hat. Die eine bringt schon ein großes Urvertrauen ins Leben mit, die nächste ist am Boden zerstört, empfindet den eigenen Körper als Gegner, nicht als Freund. Ein Gedanke, der mir immer wichtiger wird, je älter ich selbst werde, ist, dass Leben und Tod zusammengehören und nur als eine Einheit gesehen werden können. Als Schwangere habe ich gelernt, ja zum Leben, zur Liebe und zum Vertrauen zu sagen. Als Frau, die selbst zwei Fehlgeburten erlebt hat, habe ich gelernt, auch ja zum Sterben, zum Verlust und zur Angst zu sagen. Das ist kein erhellender Augenblick, sondern eine Entscheidung und ein langer Prozess, der nie zu Ende ist.

Ich glaube, dass es immer noch sehr schwer fällt, über erlittene Fehlgeburten zu sprechen. Schon das Wort Fehlgeburt gibt uns das Gefühl, ein Fehler sei passiert. Und genau das ist der entscheidende Punkt, wie ich finde. Die Dinge, die in meinem Leben passieren, sind es Fehler?

Oder sind sie nicht viel eher Erlebnisse, die zu Stufen werden, damit ich weiter wachse auf meinem Weg als Mensch, als Persönlichkeit? Die mich lehren, dass Leben immer echt und intensiv ist, dass Schmerzen zum Glück gehören und Tiefe zur Höhe. Da mache ich Mut einander zu erzählen, dass eine Schwangerschaft auch anders verlaufen kann, dass wir uns viel zu früh von unseren Kindern verabschieden mussten, aber auch von dem kurzen Glück, dass wir ein Stück Leben mit ihnen teilen durften.

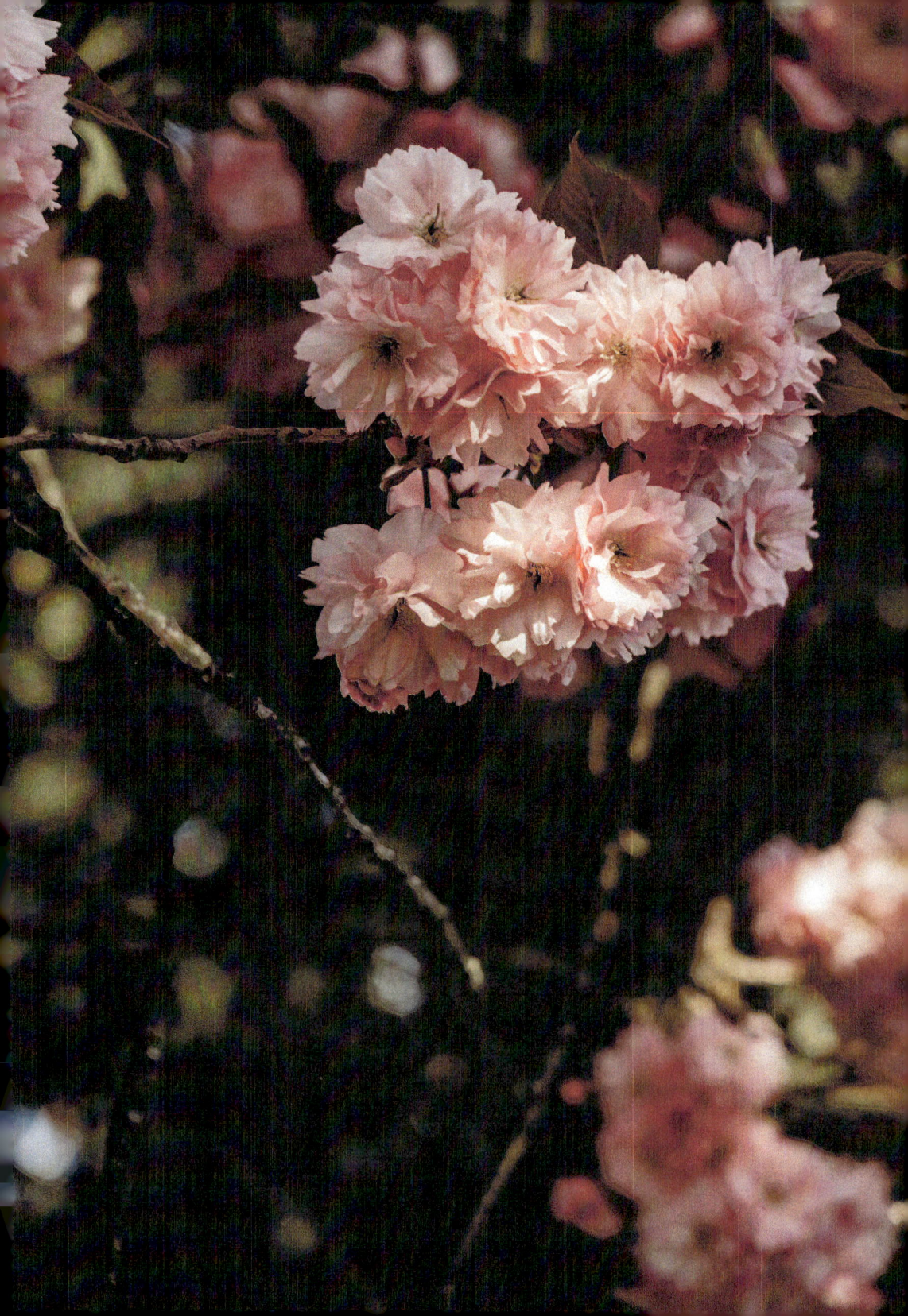

PARTNERSCHAFT UND

FEHLGEBURT

Partnerschaft und Fehlgeburt

Obwohl das Baby im Bauch der Mutter wächst – und dann aufhört zu wachsen – so betrifft eine Fehlgeburt auch immer den Mann, der sich gedanklich meist schon auf seine Vaterrolle vorbereitet hat. Und auch das Paar, das sich in einer Situation wiederfindet, in der es noch nie war. Für viele Paare ist der Verlust eines Babys eine Herausforderung. Eine Herausforderung, an der manche wachsen und andere drohen, zu zerbrechen. Ich selbst und viele andere, mit denen ich gesprochen habe, haben erlebt, wie eine Fehlgeburt die Partnerschaft noch weiter gestärkt und beide Partner noch näher zueinander gebracht hat. Und genau das wünsche ich jeder Leserin und ihrem Partner! Im Folgenden möchte ich nicht nur einige Gedanken zu dem Thema Partnerschaft und Fehlgeburt teilen, sondern auch ganz konkrete Tipps mitgeben, die helfen können, auch nach dem Verlust eines ungeborenen Babys eine erfüllte Partnerschaft zu leben.

Auf eine Fehlgeburt ist man (in aller Regel) nicht vorbereitet: Jeder für sich nicht und als Paar erst recht nicht. Selbst eine intakte Schwangerschaft ist für viele Paare schon eine Herausforderung: Die Frau verändert sich. Die Bedürfnisse beider Elternteile verändern sich und die Prioritäten verschieben sich. Bei einer Fehlgeburt ist es gewissermaßen ähnlich: Plötzlich ist da eine dritte Person Teil der Partnerschaft, auch wenn diese Person nie das Licht der Welt erblickt hat. Die Tatsache, dass da noch jemand war, der nun nicht mehr da ist, verschiebt die Verhältnisse innerhalb einer Beziehung und führt unweigerlich zu Veränderungen. Bei jeder Schwangerschaft ist die Frau zunächst sehr von ihrem Baby eingenommen, oft sehr viel mehr als der Mann, für den die Schwangerschaft zu Beginn eher noch abstrakt ist. Während der Mann noch keine Veränderungen merkt, spürt die Frau sehr früh, wie ihr Körper nun plötzlich anders arbeitet und sich anders anfühlt. Und auch, wenn viele Männer das nicht hören wollen, so sind sie auch sehr sensibel: Sie nehmen oft wahr, dass sie auf einmal nur noch „die zweite Geige spielen". Ihre Frau interessiert sich plötzlich nicht mehr so sehr dafür, wie es auf der Arbeit war oder dass der Rasen gemäht wurde. Die Hauptaufmerksamkeit der Frau liegt nun oft bei dem Baby und bei ihr selbst, denn sie muss sich ja nun als Schwangere auch erst einmal kennenlernen. So viel verändert sich bei uns Frauen: Die Brüste wachsen und schmerzen, der Appetit ändert sich und die Hormone spielen mitunter verrückt. All das beschäftigt eine Frau auch schon in der Frühschwangerschaft. Stirbt das Baby dann im Bauch, so ist es ein Verlust für beide Eltern, ja. Aber da die Frau das Baby im Bauch hat, gilt nun wieder die meiste Aufmerksamkeit ihr. Wieder muss der Mann erfahren, dass er nur eine zweitrangige Rolle spielt und dass sich kaum jemand dafür interessiert, wie es ihm eigentlich geht. Die Ärzte sprechen nur mit der Frau, die Frau geht ins Krankenhaus oder gebärt das Baby zu Hause, die Frau bekommt Blumen und Karten von ihren Freundinnen. Dieses „In-der-zweiten-Reihe-stehen" kann für den Partner sehr frustrierend sein und auch den liebevollsten Mann verletzen. Die Frau ist in der Situation einer Fehlgeburt häufig so mit sich selbst und dem toten Kind beschäftigt, dass sie die Bedürfnisse des Mannes in diesem Moment oft gar nicht wahrnimmt. Sie hat gar keinen Raum dafür – und dadurch können die ersten Missverständnisse entstehen, die die Partnerschaft langfristig belasten können. Denn auch die Männer möchten gesehen werden! Manchmal reichen schon ein paar anerkennende Worte darüber, dass der Rasen gemäht wurde. Anerkennung, Dankbarkeit und den Partner „sehen" kann schon eine ganze Menge zum Positiven ändern. Ebenso wichtig ist es, dem Partner immer wieder den Raum zu geben, seine Bedürfnisse zu äußern und diese zu respektieren. Für Männer ist es häufig schwieriger, in Kontakt mit ihren Gefühlen zu kommen. Aber anstatt den Partner dafür zu verurteilen, dass er seine Gefühle nicht in Worte fassen kann oder gar nicht so richtig weiß, was er eigentlich fühlt, gilt es, andere Wege zu finden. Vielleicht ist es für deinen Mann das Richtige, einfach mit ihm den Lieblingsfilm zu gucken, oder ihn zu ermuntern, mit seinen Freunden zum Fußball zu gehen, oder ihm einfach die Zeit zu geben, eine Radtour allein zu machen. Was auch immer das Richtige ist – es ist wichtig, den Mann mit seinen Bedürfnissen ernst zu nehmen. Selbst dann, wenn wir Frauen die Bedürfnisse im ersten Moment nicht nachvollziehen können. Ein offener Dialog über die jeweiligen Bedürfnisse – ohne über die Bedürfnisse des jeweils anderen zu urteilen oder zu werten – ist der Schlüssel zu einer harmonischen Beziehung.

Häufig kümmert sich der Mann nach der Fehlgeburt sehr liebevoll um seine Frau, möchte dann aber wieder in den Alltag zurück und kann nicht verstehen, dass es seiner Partnerin noch wochenlang schlecht geht. Auch dies kann zu Missverständnissen führen. Für den Mann ist der Alltag auch wieder ein Stück weit „gesehen werden" – seine Arbeit, seine Termine, der Kontakt zu Kollegen und Freunden. All das hilft gegen das Gefühl, sich wie die zweite Geige zu fühlen. Und es gibt Selbstvertrauen zurück. Denn ja, auch für den Mann kann eine Fehlgeburt einen Knick im Selbstwertgefühl hinterlassen. Obwohl das Kind im Bauch der Frau gestorben ist, so ist es auch sein Kind – und auch er hat etwas „nicht geschafft", das er sich gewünscht hat, das vielleicht all seine Freunde schon geschafft haben, das vielleicht schon seit langem viele von ihm erwarten: Vater werden. Das ist nicht immer leicht für einen Mann. Er sucht sich seine eigene Exit-Strategie, indem er zum Beispiel zurück in den Alltag flüchtet. Für Frauen ist dieses Verhalten manchmal schwer zu verstehen, was daran liegt, dass Frauen auch nicht immer alles verstehen, was bei ihrem Partner passiert. Ja, manchmal verstehen es die Männer nicht einmal selbst. Aber auch hier hilft es ungemein, wenn man einen offenen Dialog miteinander führt. Kommuniziert die Frau deutlich, dass sie noch mehr Zeit zum Trauern braucht, so sollte der Partner dies respektieren. Genauso aber auch andersherum: Wenn der Mann gerne zurück in den Alltag möchte, so sollte auch die Frau dies respektieren und ihn nicht dafür verurteilen, dass er wieder nach vorne blicken möchte. Das bedeutet nicht, dass er nicht traurig ist, sondern einfach nur, dass er einen anderen Umgang mit dem Verlust hat. Und das ist okay: Jeder hat das Recht, so mit dem Verlust umzugehen, wie es sich am besten für den jeweiligen anfühlt. Dennoch sollte man als Paar auch die Stelle finden, an der man sich treffen kann – zwischen Alltag und Trauern. Hier können Rituale helfen, die man sich selbst überlegen kann: Jeden Abend zu einer bestimmten Zeit eine Kerze anzünden und über die eigenen Gefühle in Bezug auf das verstorbene Baby reden. Ein Blumenstrauß, der jede Woche erneuert wird und den man jeden Tag fünf Minuten zusammen anschaut und sich dabei an der Hand hält. Ein Spaziergang an einem festen Wochentag, an dem man über das Baby redet. Oder etwas ganz anderes, das zu euch und eurer Beziehung passt. Findet die Schnittstelle zwischen euren jeweils individuellen Bedürfnissen: Wie weit kann dein Partner gehen, um dir entgegenzukommen und gleichzeitig seine Bedürfnisse zu stillen und wie weit kannst du gehen? Trefft euch dort!

Viele Männer überfällt im Zuge einer Fehlgeburt auch Angst. Da ist natürlich die Angst, dass so etwas wieder passieren könnte. Genauso wie die Angst, dass es vielleicht niemals klappt mit dem Kind, das man sich so sehr wünscht. Aber da ist auch noch mehr. Die Angst davor, welche Auswirkungen die Erfahrung der Stillen Geburt auf die Beziehung hat, die Angst davor, dass die Partnerin vielleicht für immer traurig ist und sich nicht von dem Schicksalsschlag erholt. Vielleicht sogar die Angst davor, dass sie jetzt als Paar von Freunden anders behandelt werden, weil sie nun ein verlorenes Baby als Teil ihrer Identität und Geschichte haben. Die Ängste, die wir individuell mit uns tragen, sind von außen häufig nicht nur nicht sichtbar, sondern auch oft nicht nachvollziehbar. Trotzdem sind sie für uns sehr real und haben einen Einfluss auf unser Leben, Verhalten und Wohlergehen. Ich selbst habe jahrelang Angst davor gehabt, dass Aliens auf die Welt kommen und habe Nacht für Nacht von UFOs geträumt. Die meisten Leserinnen denken jetzt mit Sicherheit, wie albern das ist. Aber für mich war diese Angst trotzdem absolut real – und das, obwohl sie tatsächlich irrational und für die meisten schwer nachvollziehbar ist. Und so geht es vielen von uns: Unsere Ängste sind uns häufig peinlich, weil wir denken, dass wir damit allein und „komisch" sind, weil wir sie haben. Manchmal schämen wir uns richtig für unsere Ängste – und reden daher auch nicht darüber. Vielleicht hilft es dir, zu wissen, dass wir *alle* irgendwelche Ängste haben, die – aus der Distanz betrachtet – absolut irrational sind. Du als Frau hast Ängste und dein Partner hat Ängste. Manche von euren Ängsten kennt ihr und andere nicht. Viele Ängste macht man sich nicht einmal bewusst und spürt zum Beispiel nach einer Fehlgeburt einfach, dass da irgendetwas ist, irgendein Knoten sitzt, den man aber gar nicht richtig identifizieren kann. So geht es euch beiden: Mann und Frau. Nur gehen wir häufig sehr unterschiedlich damit um. Einige Frauen suchen ganz bewusst nach der Ursache für ihre „Knoten" und versuchen, ihre Ängste in Worte zu fassen und zu lernen, irgendwie mit ihnen umzugehen – das fällt Männern oft schwerer. Manche Männer (und auch viele Frauen) verstecken ihre Angst in Wut. Plötzlich ist da eine ungeheure Wut im Inneren, die schwer zu verstehen ist: für sich selbst, aber noch mehr für den Partner. Liegt man als Frau traurig im Wochenbett und bemerkt, dass der Partner wütend ist, so ist das für viele Frauen unheimlich verletzend: Sie fühlen sich missverstanden und denken, der Partner nimmt sie nicht ernst, weil er sie nicht in ihrer Trauer unterstützt und stattdessen wütend ist, dass sich das Leben jetzt nicht normal weiterdreht. Aber auch hier gilt wieder: Respektiert den Umgang des jeweils anderen mit dem Verlust. Dein Partner weiß es in diesem Moment nicht besser. Er weiß sehr wahrscheinlich nicht, wie er mit den Gefühlen, die er nun spürt, umgehen soll und das macht ihn wütend. Er will raus aus dieser Unsicherheit, diesem Ungleichgewicht und denkt und hofft, dass alles wieder beim Alten ist, wenn man einfach weitermacht wie bisher. Nimm es ihm nicht übel: Es ist sein Versuch, das Beste aus der Situation zu machen. Aber sprich auch mit ihm: Erkläre ihm, dass es okay ist, dass er wütend ist. Und dass es auch okay ist, wenn er Angst hat. Und dass du verstehen kannst, dass er zurück in den Alltag will, weil sein Alltag ihm Stabilität gibt und die aktuelle Situation ihn verunsichert. Aber erkläre ihm auch, dass ihr jetzt nicht mehr dahin zurück könnt, wo ihr vorher wart. Ihr könnt die Zeit nicht zurückdrehen. Was passiert ist, ist passiert und nun ein Teil von euch – und wird immer ein Teil von euch sein.

Natürlich haben auch Frauen ihre Ängste: Wird er mich noch lieben, jetzt wo ich „versagt" habe und das Kind in *meinem* Körper gestorben ist? Wird er mich verstehen? Wird er es noch einmal versuchen wollen? Wird er es schaffen, mit dem Verlust umzugehen? Werde ich wieder glücklich sein? Werde ich mir selbst und meinem Körper je wieder vertrauen können? Ja, auch wir Frauen haben viele Ängste. Aber wir gehen häufig anders mit ihnen um. Während einige sich aktiv auf die Suche nach Lösungen machen, behalten andere aus Angst vor Abwertung, Enttäuschung und Einsamkeit ihre Ängste für sich, insbesondere dann, wenn sie merken, dass ihr Partner mit Wut oder Ungeduld auf sie und ihre Trauer reagiert. Das In-sich-reinfressen ist aber natürlich auch keine Lösung. Für Frauen gilt genauso wie für Männer, dass es unheimlich wichtig ist, sich mit den aufkommenden Gefühlen und vor allem mit den Ängsten auseinanderzusetzen, um sie zu heilen. Auch bei uns Frauen drücken sich Ängste ganz unterschiedlich aus. Nach meiner zweiten Fehlgeburt war auch ich unglaublich wütend: Ich war so wütend auf all diese Leute, die so blöd nach dem Warum gefragt haben. Die mir dadurch durch die Blume gesagt haben, dass *ich* etwas falsch gemacht habe und dass es meine Schuld ist, dass ein Baby gestorben ist. Ich war so wütend auf diese Gesellschaft, die keinen Platz für Fehlgeburten lässt, so wütend darüber, dass das Thema so ein Tabu ist. Dass niemand darüber spricht. Dass alle einen so mitleidig angucken, wenn man erzählt, was einem passiert ist. Ich war so wütend, wie ich es selten bin und ich habe mich gefragt: Warum? Woher kommt diese Wahnsinns-Wut? Und dann habe ich nachgeforscht und bin tiefer und tiefer und tiefer gegangen und heraus kam: Die Wut kam aus meiner Angst, nicht geliebt zu werden. Tief in mir hatte ich einfach Angst, nun nicht mehr geliebt zu werden, weil ich etwas „nicht geschafft" habe, etwas nicht mit einer 1+ abgeliefert habe und diese Angst habe ich in Wut transformiert: in Wut auf alles, was meiner Meinung nach dazu geführt hat, dass ich Angst davor hatte, nicht geliebt zu werden. Allein diese Erkenntnis hat so unglaublich viel in mir geheilt und seitdem bin ich in der Lage, meine Gefühle sehr viel besser zu verstehen als vor den Fehlgeburten. All dies ist natürlich ein Prozess. Ein Prozess, den man nicht über Nacht bestreitet und dann ist alles wieder gut. Ein Prozess, durch den wir aber alle gehen dürfen, auch zusammen als Paar, um zusammen zu wachsen, uns besser zu verstehen und zu lernen, mit unseren Gefühlen besser umzugehen und sie zu verstehen. Eine Fehlgeburt stellt eine Beziehung auf eine grundsätzliche Probe, aber sie ist auch eine große Chance, einander noch näher zu kommen, indem man das Innerste nach Außen kehrt. Wenn wir es wagen, unsere Ängste, Sorgen, Zweifel und Bedenken auszusprechen, können wir erfahren: Unser Partner hat sie auch!

Die Bereitschaft, über schwierige Themen zu reden, ist die Grundlage der Liebe. Das anzunehmen, fällt einigen Menschen schwer, aber man kommt nicht umhin. Ja, vielleicht will man den anderen jetzt nach der Fehlgeburt „schonen" und lieber nur über sanfte Themen sprechen und die Gedanken auf etwas anderes lenken. Kann es tatsächlich liebevoll sein, jetzt die eigenen Ängste auszusprechen oder sollte man nicht lieber einen lustigen Film gucken, um die Laune zu heben? Glaub mir, es ist liebevoll! Es ist liebevoll, wenn wir ehrlich zu unserem Partner sind und wenn wir uns unserem Partner gegenüber öffnen und unsere Gefühle teilen. Denn es ist durch das Teilen und das sich-Öffnen, dass wir als Paar wachsen können – zusammenwachsen können und zusammen – jeder für sich – wachsen können. Beides. Und beides ist wichtig, denn wir Menschen entwickeln uns immer weiter, das Leben geht immer weiter und mit jedem Schicksalsschlag, mit jedem unvorhersehbaren Ereignis werden wir gezwungen, ganz besonders zu wachsen und uns weiterzuentwickeln. Nimm deine traurige Erfahrung als Chance, um dich selbst weiterzuentwickeln und zu wachsen und um zu zweit in der Beziehung weiter zu wachsen. Ehrliche Kommunikation ist eine Fähigkeit, die man sich auch antrainieren kann. Es ist okay, wenn du darin noch keine Expertin bist. Es geht nur darum, ein Bewusstsein zu schaffen und bereit zu sein dafür, sich in diesem Bereich weiterzuentwickeln. Wenn du dich darin trainierst, den Abstand zwischen der Erkenntnis, dass etwas ausgesprochen werden muss und dem tatsächlichen Aussprechen immer weiter zu verringern, so wird dir die ehrliche, klare Kommunikation bald schon sehr leicht fallen. Probiere es einfach mal aus: Oft merkt man ja, wenn irgendetwas nicht stimmt und dass da eigentlich etwas ist, das raus muss – und dann nimm deinen Mut zusammen und sprich es an. Freundlich, liebevoll, ohne Anklagen – und respektiere stets die Gedanken, Gefühle und Bedürfnisse deines Partners. Sieh zu, wie ihr zueinander findet, Missverständnisse auflöst und die Phase der Trauer und des Verlustes nutzen könnt, um euch noch näher zu kommen. Die Fähigkeit, ehrlich zu kommunizieren, steht meiner Meinung nach in direkter Beziehung zu der Fähigkeit, wahrhaftig Liebe zu geben – und zu empfangen.

Ein Thema möchte ich in Bezug auf Partnerschaft und Fehlgeburt auch noch ansprechen: den Hormonhaushalt der Frau. Denn ja, auch der kann zu Missverständnissen und Herausforderungen innerhalb der Beziehung führen. Viele Männer wissen nicht, wie es sich anfühlt – und können es daher auch nicht völlig nachvollziehen –, wenn der Hormonhaushalt der Frau in der Schwangerschaft verrücktspielt. Wir Frauen sind teilweise gar nicht mehr „wir selbst" und das allein ist für viele Männer schon schwierig. Die heftigen Gefühle zwischen Euphorie und tiefer Depression, die viele Frauen in einer Schwangerschaft erleben, sind intensiv – für die Frau, die sie durchlebt, und den Partner, der seiner Frau zur Seite stehen will. Auch hier kann es passieren, dass die Männer sich abgelehnt und ungerecht behandelt fühlen, weil sie es der Frau einfach nicht recht machen können, egal, was sie versuchen. Noch schwieriger nachzuvollziehen ist es für den Mann, dass nicht sofort alles beim Alten ist, wenn das winzige Baby aus dem Bauch verschwunden ist. Stattdessen arbeiten die Hormone jetzt noch im weiblichen Körper und die Schwangerschaftshormone, die uns Frauen zunächst viel Energie und Freude bringen, sinken plötzlich wieder ab und können unter Umständen zu einer richtigen Wochenbettdepression führen. Die Veränderungen im Hormonhaushalt, zusammen mit dem Verlust des Babys, machen es für die Frau doppelt schwer, mit der neuen Situation klarzukommen – und auch das müssen wir Frauen unseren Partnern liebevoll erklären. Hinzu kommt, dass wir Frauen meist unbewusst (und auch bewusst) das Gefühl haben, dass es unsere Aufgabe ist, das ungeborene Baby zu schützen und bei einer Fehlgeburt schleicht sich schnell das Gefühl ein, dass wir darin versagt haben. Selbst wenn wir uns bewusstmachen, dass es Quatsch ist, bleibt das Gefühl unbewusst oft noch lange da. Es knabbert an unserem Selbstwertgefühl und begleitet manche Frauen ihr ganzes Leben. All das sieht ein Mann erst einmal nicht von außen. Er kann das ja auch gar nicht wissen! Wir Frauen müssen es den Männern erklären, damit sie uns verstehen können.

Tipps und Tools für eine erfüllte Beziehung
nach einer Fehlgeburt

- Eine einfache Partnerschaftsmeditation, die hilft, wieder zueinander zu finden, ist die folgende: Setzt euch bequem einander gegenüber und blickt euch ruhig in die Augen. Nun bleibt so für zwei bis zehn Minuten still sitzen und blickt euch einfach nur an. Sagt nichts, zieht keine Grimassen, bleibt ganz ruhig und schaut einfach in eure unendlich tiefen Augen. Hier findet ihr euch! Hier findet ihr vielleicht sogar mehr als durch Gespräche: Ihr könnt Verbindung mit der Seele des jeweils anderen aufnehmen. Ihr könnt die Liebe sehen, die Trauer, die Freude – es ist alles da in den Augen des anderen. Beginnt mit nur zwei Minuten, wenn es euch zunächst noch schwerfällt. Dann steigert euch langsam bis auf zehn Minuten (oder natürlich auch länger, wenn ihr mögt).

- Schafft euch Rituale, um das Erlebte zu verarbeiten: Zündet jeden Tag zu einer bestimmten Uhrzeit eine Kerze an und blickt in die Kerze, während ihr euch an den Händen haltet. Oder macht jeden Sonntag einen Spaziergang zu dem Baum, wo ihr euer Baby vergraben habt. Haltet die Rituale solange aufrecht, wie ihr sie braucht. Irgendwann werdet ihr merken: Jetzt ist es an der Zeit, sie weniger werden zu lassen. Entscheidet gemeinsam, wann das so weit ist.

- Sprecht offen miteinander über eure Befürchtungen, Ängste und Hoffnungen. Es ist gut, alle Gefühle wahrzunehmen, unterdrückt sie nicht. Unterdrückte Gefühle melden sich irgendwann zurück. Wenn es euch hilft, verabredet feste Zeiten, in denen über das Erlebte gesprochen wird: immer sonntags beim Spaziergang oder jeden Tag, wenn von 17.30 bis 18.00 Uhr die Kerze angezündet wird.

Nehmt euch Zeit für eure Gespräche und vermeidet, sie zwischen Tür und Angel zu führen.

- Es sollte nicht euer Ziel sein, möglichst schnell zu „vergessen", sondern in der für euch richtigen Geschwindigkeit zu heilen. Macht euch das immer wieder bewusst. Ihr dürft jetzt auch Spaß haben und lustige Sachen machen, na klar, das ist auch wichtig. Aber stürzt euch nicht so sehr in die Ablenkung, dass ihr vergesst, dass da noch etwas ist, worüber ihr eigentlich sprechen wolltet.

- Nehmt euch Zeit, darüber zu sprechen, wie es weitergehen soll. Macht euch dabei komplett frei von den Erwartungen von außen. Fühlt gemeinsam in euch hinein: Was ist jetzt das Beste für uns als Paar? Möchten wir erst einmal eine Weile eine Baby-Pause machen? Oder es gleich wieder versuchen? Was wünschen wir uns für die Zukunft? Redet ganz offen darüber.

- Sprecht offen über eure Bedürfnisse. Erwartet nicht, dass der andere weiß, was ihr jetzt gerade braucht. Kommuniziert es offen! Sei es mehr Nähe, mehr Gespräche, mehr Ruhe oder mehr Kontakt zur besten Freundin. Kommuniziert es klar, deutlich und freundlich und respektiert auch die Bedürfnisse des Partners.

- Eine wunderschöne Übung, die man als Paar machen kann, ist das „Clearing". Die Methode wurde von Terces und Matthew Engelhart, den Gründern vom Café Gratitude in L. A., entwickelt. Clearing ist eine Partnerarbeit, die einem hilft, im Hier und Jetzt zu sein und sich nicht in Angst vor der Zukunft oder Trauer über die Vergangenheit zu verlieren. Clearing kann in der Partnerschaft helfen, den jeweils anderen besser zu verstehen und gleichzeitig zu zeigen, dass da noch so viel mehr ist als Trauer, Wut und Angst. Das erlaubt es einem, innerhalb der Partnerschaft eine neue Perspektive einzunehmen, wieder mit positiven Gefühlen aufeinander zuzugehen und das gemeinsame Leben in Freude und Dankbarkeit zu genießen. Ich möchte dir das Clearing gerne Schritt für Schritt erklären:

- **Schritt 1:** Setzt euch einander gegenüber und seht euch an. Wählt aus, wer anfängt.

- **Schritt 2:** Die Person, die „cleart", fragt nun ihren Partner: „Wovor hast du gerade Angst?", oder: „Worüber bist du gerade traurig?" Die Antwort wird dann von der Person, die „cleart", wiederholt: „Ich höre, dass du Angst davor hast, dass unsere Partnerschaft durch die Fehlgeburt langfristig leidet ..." Die Person, die ihre Angst ausgedrückt hat, spürt diese in ihrem Körper – und darf sie im nächsten Schritt transformieren.

- **Schritt 3:** Jetzt wird die Aufmerksamkeit auf etwas anderes gerichtet. Dafür wird wieder eine Frage gestellt: „Wofür bist du heute dankbar?", oder: „Was liebst du an deinem Leben?", oder: „Was liebst du an dir selbst?" Die Person, die eben noch Angst empfunden hat, antwortet auf die Frage und spürt nun, wie sich positive Gefühle nach oben bahnen. Sie erkennt, dass sie in der Lage ist, ihre Gefühle zu verändern und sich im Hier und Jetzt glücklich fühlen kann.

- **Schritt 4:** Bedankt euch beieinander, bevor ihr wechselt und die andere Person „gecleared" werden darf.

- **Schritt 5:** Genießt gemeinsam, wie sich eure Stimmung gewandelt hat und führt nun eure Unterhaltung aus dieser neuen Stimmung heraus fort.

Aus der Papa-Perspektive: Interview mit Jan

Obwohl die Frau das Baby in ihrem Bauch trägt, ist es doch das Kind von einem Eltern-*Paar*. Auch der Mann verliert ein Kind. Dieses Buch hat bisher hauptsächlich den Fokus auf die Frau gerichtet – da die Frau das Kind im Bauch hat und den Schmerz der Geburt physisch spürt. Dennoch möchte ich im Folgenden noch einmal explizit auf den Mann eingehen, da er, wie im vorhergehenden Kapitel erläutert, häufig das Gefühl hat, zu kurz zu kommen. Das Interview in diesem Kapitel kann sowohl eine emotionale Stütze für andere Männer sein, als auch Frauen dabei helfen, ihre Männer besser zu verstehen. Es gibt natürlich nur die Perspektive eines einzigen Mannes wieder, aber ich habe im Zuge meiner Recherche mit vielen Männern gesprochen. Am Ende hatte ich das Gefühl, dass dieses eine Interview sehr gut wiedergibt, wie sich viele Männer fühlen. Auch Jans Text steht hier unter Pseudonym.

Lieber Jan, du hast zwei Fehlgeburten erlebt. Kannst du kurz erzählen, wie du jeweils davon erfahren hast?
Von der ersten Fehlgeburt habe ich erfahren, als meine Frau gerade beim Frauenarzt war. Wir wollten uns eigentlich nur die Schwangerschaft bestätigen lassen, deswegen hatten wir den Termin. Normalerweise bin ich zum Frauenarzt immer mitgekommen, aber dieses Mal bin ich nicht dabei gewesen. Ich weiß gar nicht mehr, warum, aber irgendwie passte es nicht. Meine Frau hat mich angerufen und noch bevor sie irgendwas gesagt hat, hatte ich bereits ein schlechtes Gefühl. Sie hat mir nur gesagt, dass ich schnell zum Frauenarzt kommen soll, aber nicht verraten, warum. Und dann bin ich mit unserer kleinen Tochter in die Straßenbahn und hingefahren. Beim Frauenarzt wurde ich zunächst total unfreundlich empfangen und irgendwann haben sie mich dann zu meiner Frau reingelassen und da hat meine Frau mir dann erzählt, dass das Kind tot ist.

Bei der zweiten Fehlgeburt war ich gerade bei der Post und habe Pakete weggebracht und da rief meine Frau mich an und sagte mir, dass es ihr nicht so gut geht und dass sie Unterleibsschmerzen hat. Da habe ich dann schon Angst bekommen und bin dann schnell nach Hause. Dann war auch ziemlich schnell klar, dass das Kind jetzt rauskommen möchte und ich wollte das aber nicht wahrhaben und habe mich sehr dagegen gesperrt. Wir haben unsere Hebamme angerufen und sie kam dann auch sofort.

Wie ging es dir, als du davon erfahren hast, dass die Babys nicht mehr leben – bei der ersten Fehlgeburt in der Frauenarztpraxis und bei der zweiten Fehlgeburt zu Hause?
Bei der ersten Fehlgeburt war ich total geschockt und in meinem Urvertrauen erschüttert. Ich dachte immer, mir kann nichts passieren und dass immer alles so läuft, wie ich das will und es immer gut läuft für mich. Und dann hieß es plötzlich, dass das Kind tot ist. Und das passte nicht so richtig in mein Verständnis vom Leben und es passte auch nicht so richtig dazu, was für Erfahrungen ich bisher in meinem Leben gemacht habe. Ich habe ja am Telefon zunächst nur die Stimme meiner Frau gehört und da habe ich mir erst einmal Gedanken gemacht, was sein kann, warum sie so traurig klingt. Ich habe dann schon gedacht, dass das Kind wahrscheinlich tot ist, aber ich war fassungslos und habe die ganze Zeit gedacht: „Nee, das kann nicht sein." Und als ich es dann erfahren habe, habe ich erst einmal gar nichts gefühlt außer Ohnmacht. Und ich habe es auch nicht richtig glauben wollen. Wir haben bei unserem ersten Kind auch erst vom Frauenarzt gehört, dass das Kind nicht lebt und dann hat es aber doch gelebt – und deswegen dachte ich hier dann auch, dass es ein Irrtum sein muss. Aber irgendwo habe ich auch gespürt, dass es dieses Mal kein Irrtum ist – doch ich wollte es nicht wahrhaben.

Bei der zweiten Fehlgeburt hat mich meine Frau angerufen und gesagt, dass sie Schmerzen hat und da dachte ich sofort: „Oh nee, bitte nicht schon wieder eine Fehlgeburt!" Das erste Mal war emotional wirklich heftig und hat mich sehr aus der Bahn geworfen. Beim zweiten Mal habe ich gedacht, dass ich das nicht noch einmal schaffe. Ich wollte es nicht noch einmal. Ich habe mir dann wieder die ganze Zeit gesagt: „Bitte, lass es keine Fehlgeburt sein."

Und dann war es doch wieder eine. Bei der ersten Fehlgeburt wusstest du ja noch nicht, was auf dich zukommt. Wie war die Geburt?
Das war schon auch ziemlich heftig, aber ich habe zu keinem Zeitpunkt wirklich daran gezweifelt, dass wir das allein schaffen. Wir waren allein zu Hause und es war klar, dass wir nicht ins Krankenhaus gehen. Anfangs war es auch noch nicht so heftig. Aber dann kam eine Phase, in der es meine Frau sehr viel Kraft gekostet hat und sie kurz ohnmächtig wurde. Meine große Tochter war dann plötzlich wach und ich hatte auch noch ein Kind, um das ich mich kümmern musste. Das war schon eine ganz schön heftige Situation: In meinem einen Arm hatte ich meine ohnmächtige Frau und in dem anderen Arm hatte ich mein Kind. Und da habe ich kurz überlegt, ob ich nicht einen Notarzt rufen muss. Aber dann haben wir die Mutter meiner Frau angerufen und die kam, um sich um unsere Tochter zu kümmern. Als sie ankam, war es schon viel ruhiger. Bis zu dem Moment mit der Ohnmacht hatte ich auch keinen Zweifel daran, dass wir das allein zu Hause schaffen. Aber in diesem Moment, als ich meine beiden Frauen im Arm hatte und keine Hilfe holen konnte, weil ich mich gar nicht bewegen konnte – da habe ich doch kurz gezweifelt, ob ich das allein schaffe. Und deswegen haben wir dann noch die Mutter meiner Frau angerufen.

Und die zweite Stille Geburt? Da wusstest dann ja schon, was auf dich zukommt ...
Die zweite Geburt war einfacher, weil wir da von Anfang an nicht allein waren. Wir hatten schon sehr früh in der Schwangerschaft eine Hebamme und ich hatte jemanden, den ich zu Hilfe holen konnte und als es mit der Geburt losging, haben wir auch schon sehr früh die Hebamme kontaktiert, die dann auch sofort kam und uns begleitet und unter-

stützt hat. Und dadurch, dass da jemand da war, der sich auskennt und ich nicht allein mit der Situation war, war das alles viel entspannter und ich habe mich viel sicherer gefühlt. Und es war tatsächlich auch dadurch irgendwie eine sehr schöne Geburt. Auch wenn ich da sehr lange nicht loslassen konnte und mir gewünscht habe, dass es keine Fehlgeburt wird und dass das Kind bitte drin bleiben soll – obwohl die Geburt eigentlich schon im Gange war. Ich habe das Kind einfach nicht ziehen lassen wollen. Erst ziemlich spät in der Nacht, als unsere Hebamme schon wieder weg war und wir auch schon dachten, die Geburt ist vorbei, erst da habe ich dann losgelassen und habe mir gesagt: „Okay, ich akzeptiere das jetzt und es ist nicht so schlimm." Und dann habe dem Kind auch gesagt: „Du darfst jetzt gehen." Erst kurz danach kam dann tatsächlich auch erst die eigentliche Geburt. Wir waren da zwar schon wieder allein, aber es ging relativ schnell und war nicht mehr so anstrengend.

Glaubst du, es hätte bei der ersten Fehlgeburt einen Unterschied gemacht, wenn ihr von Anfang an eine Hebamme gehabt hättet?
Ja, auf jeden Fall! Beim ersten Mal wussten wir ja nicht, was auf uns zukommt und da war eine Menge Angst dabei. Wir wussten ja nichts. Auch in der Situation, in der meine Frau ohnmächtig wurde, da hätte ich einfach sehr gut Hilfe gebrauchen können.

Hättest du gerne vorab mehr über Fehlgeburten gewusst? Oder einfach gern eine Hebamme an der Seite?
Nee, ich hätte nicht wirklich gern mehr gewusst. In dem Moment, als es soweit war, hätte ich schon gern gewusst, was genau da jetzt rauskommt, aber ich habe nicht gedacht, dass ich mich mehr informieren hätte sollen. Eine Fehlgeburt war ja gar keine Option für mich. Aber hätte ich bei der ersten Fehlgeburt gewusst, dass wir Anspruch auf eine Hebamme haben und sie zur Hilfe hätten holen können, dann hätte ich das gemacht. Ich kann einfach nur jedem empfehlen, sich so früh wie möglich eine Hebamme zu suchen, weil es einfach eine unglaubliche

Unterstützung ist und so hilfreich, wenn man jemanden hat, den man kontaktieren kann. Egal, ob es eine Fehlgeburt ist oder etwas anderes. In der Schwangerschaft können ja viele Dinge kommen, die für einen erst einmal ungewohnt sind und wo man vielleicht gern jemanden hätte, den man fragen kann. Und im Falle einer Fehlgeburt ist es einfach total gut, wenn man eine hat. Bei der zweiten Fehlgeburt war es wirklich sehr schön, die Geburt mit unserer Hebamme zu erleben!

Wie hast du dich während der Stillen Geburten als Mann gefühlt – wurdest du gebraucht? Warst du eine Stütze?
Ja, ich wurde gebraucht, das Gefühl hatte ich schon. Ich denke auch, dass ich eine gute Stütze war. Ich denke auch, kein Mensch möchte so etwas alleine durchstehen. Und ich glaube schon, dass es meiner Frau sehr geholfen hat, dass ich da war – und mir auch!

Viele Männer fühlen sich ja erst spät in der Schwangerschaft mit dem Kind verbunden. Du auch? War der Schmerz leichter für dich als für deine Partnerin?
Ich glaube, dass der Schmerz, den wir anfangs gespürt haben, dieser Schock, der war sehr ähnlich für uns beide. Aber ich glaube, dass ich nach der Fehlgeburt vielleicht schneller wieder negative Gefühle überwinden konnte und mich schneller von dem Kind verabschieden konnte als meine Frau. Ich hatte nach der Fehlgeburt tatsächlich länger mit der Tatsache zu kämpfen, dass mein Leben so erschüttert wurde und dass nicht alles so lief, wie ich das wollte und dass mein Vertrauen ins Leben und darin, dass immer alles gut läuft, so ins Wanken geraten ist. Und das ging meiner Frau, glaube ich, anders. Und das liegt vielleicht schon auch daran, dass sie eine andere Beziehung zu dem Kind hatte, das sie ja im Bauch trug.

Und bei der zweiten Fehlgeburt? Wie ging es dir da?
Ich hatte solche Angst davor, das noch einmal zu erleben. Und bei der zweiten Fehlgeburt habe ich festgestellt, dass da doch noch einiges war,

was nicht so richtig verarbeitet war und was vielleicht auch zurückgedrängt wurde. Und das kam dann alles wieder. Und ich muss sagen, die zweite Fehlgeburt war ein bisschen wie eine Erlösung. Ich musste mich noch einmal komplett mit dem ganzen Thema beschäftigen – und mit der Tatsache, dass mir so etwas passiert. Und dadurch hatte ich erneut die Chance, alles zu verarbeiten, auch die erste Fehlgeburt. Ich habe beim zweiten Mal viel mehr über meine Gefühle geredet und bin mir meiner Gefühle auch noch viel mehr bewusst geworden. Beim ersten Mal war das Gefühl der Ohnmacht, dieses Gefühl von „Das kann doch nicht sein!" sehr dominant und hat vielleicht auch so ein bisschen die Auseinandersetzung mit der eigentlichen Fehlgeburt verdrängt. Und beim zweiten Mal konnte ich mich dann mehr mit der Fehlgeburt selbst auseinandersetzen und das Ganze noch einmal neu aufrollen. Und das war sehr erlösend. Ich hatte das Gefühl, ich habe mit der zweiten Fehlgeburt auch die erste Fehlgeburt verarbeitet und im Endeffekt war die zweite Geburt auch nicht so schlimm, sondern irgendwie erlösend.

Gibt es etwas, das du dir als Mann im Zuge der Fehlgeburten gewünscht hättest?
Womit ich mich als Mann konfrontiert gesehen habe, war, dass nicht ich das tote Kind im Bauch habe. Dadurch hat sich die Anteilnahme und alles auf meine Frau konzentriert. Alle haben mich nur gefragt: „Wie geht es deiner Frau?" und der Fokus lag sehr bei ihr. Und auch ich habe mich sehr auf meine Frau fokussiert und es kam weder von außen noch von mir selbst die Frage, wie es denn mir eigentlich geht. Ich hätte mir gewünscht, dass ich mehr mit einbezogen werde und dass mehr gesehen wird, dass auch ich ein Kind verloren habe – dass wir gemeinsam ein Kind verloren haben. Es war für mich in der Zeit nach der Fehlgeburt so, dass ich mich sehr viel um meine Frau und meine Tochter gekümmert habe. Ich habe mir da gar nicht so viel Zeit genommen, um mich auch um mich zu kümmern und mich damit auseinanderzusetzen, wie es mir eigentlich geht und was die Fehlgeburt in mir ausgelöst hat. Es wäre schön gewesen, wenn jemand da gewesen wäre, der sich

auch um mich gekümmert hätte. Ich hätte es wahrscheinlich schwer an mich herangelassen, aber es wäre trotzdem gut gewesen, um eine intensivere Auseinandersetzung mit der Fehlgeburt auszulösen.

Bei der zweiten Fehlgeburt war es anders, weil die Hebamme da war, die sich um meine Frau gekümmert hat. Und wir wussten ja auch, was auf uns zukommt und dadurch war mehr Raum für mich und die Auseinandersetzung mit mir. Und ich kannte inzwischen auch andere Väter, die eine Fehlgeburt erlebt hatten und konnte mich auch mit denen austauschen. Auch wenn der Austausch nicht so groß war, war allein das Bewusstsein, dass man nicht allein ist und dass andere Väter das Gleiche erlebt haben, schon sehr hilfreich für mich.

Glaubst du, du wärst eher in Kontakt mit deinen Gefühlen gekommen, wenn dich mehr Leute nach deinem Wohlergehen gefragt hätten?

Ja, ich hätte mich selbst dann vielleicht eher gefragt, wie es mir geht. Einmal war es so, dass ich mich nicht gesehen gefühlt habe in der Zeit nach der ersten Fehlgeburt. Ich habe ja auch einen Schmerz gefühlt, aber es hat sich keiner dafür interessiert. Und dann habe ich mich eben auch nicht eingehender mit dem Schmerz beschäftigt.

Gibt es etwas, das ihr gemacht habt, um von den Kindern Abschied zu nehmen?

Beim ersten Mal haben wir nicht richtig Abschied genommen. Wir hatten beim ersten Mal nichts, weil alles im Klo gelandet ist und das Kind ist einfach auch früh gestorben und man konnte nicht wirklich etwas erkennen zwischen den Koageln und dem Blut. Und da hatten wir einfach nichts. Wir hatten überlegt, einen schönen Stein zu suchen und als Andenken hinzulegen, aber wir haben es nie gemacht. Bei der ersten Fehlgeburt haben wir uns nicht richtig verabschiedet, aber wir haben dem Kind einen Namen gegeben. Beim zweiten Mal haben wir das dann nachgeholt. Wir hatten dann auch tatsächlich etwas, wovon wir uns verabschieden konnten (auch wenn ich nicht genau weiß, ob das

das Kind war, aber das spielt auch keine Rolle). Wir hatten etwas, das man sehen konnte und wovon man Abschied nehmen konnte. Und das haben wir dann unter einem Baum vergraben und uns da auch noch einmal von der ersten Fehlgeburt verabschiedet.

Was möchtest du den Männern mit auf den Weg geben, die gerade eine Fehlgeburt erlebt haben?
Ich bin echt kein Mensch, der groß mit seinen Gefühlen hausieren geht. Aber ich glaube, es ist sehr hilfreich, sich einzugestehen, dass eine Fehlgeburt auch einen als Mann berührt. Das sollte man sich eingestehen und dann kann ich nur empfehlen, mit jemandem über die eigenen Gefühle zu reden, um sich seiner Gefühle bewusst zu werden. Vielleicht fühlt man nach einer Fehlgeburt erst einmal nichts als Leere. Aber die Leere kann man füllen, indem man darüber redet. Vielleicht muss man auch gar nicht so viel reden. Sich selbst aber einzugestehen, dass eine Fehlgeburt schmerzt, das hilft schon sehr. Ich empfehle, sich die Zeit zu nehmen, seine Gefühle zu beobachten und sie wahrzunehmen und sich ihrer bewusst zu werden und sich damit auseinanderzusetzen und zu schauen, woher sie kommen – um sie am Ende ziehen lassen zu können. Man muss dafür nicht zwangsläufig darüber reden. Wichtig ist nur die Auseinandersetzung.

Gibt es etwas, das du den Frauen mit auf den Weg geben möchtest – in Bezug auf ihre Männer und allgemein?
Ja, sobald man weiß, dass eine Schwangerschaft vorliegt, sollte man sich sofort eine Hebamme suchen. Damit man nicht allein ist. Man weiß ja einfach nicht, was passiert. Es ist so wertvoll, nicht allein zu sein. Und in Bezug auf ihre Männer möchte ich den Frauen mitgeben, dass auch, wenn die Männer vielleicht den Anschein machen, dass die leichter mit dem Verlust klarkommen, so heißt das nicht, dass der Mann nicht auch einen Verlust erfahren hat. Denn es ist einfach so, dass nicht nur die Frau ein Kind verloren hat, sondern beide zusammen ein Kind verloren haben und man auch zusammen diesen Schmerz und das Erlebnis be-

wältigen kann. Und man gerade in diesem Moment näher zusammenrücken sollte, anstatt jeder für sich an den Gefühlen zu knabbern. Und wahrscheinlich hilft es dem Mann einfach, zu bemerken, dass er auch gesehen wird und dass anerkannt wird, dass er auch ein Kind verloren hat.

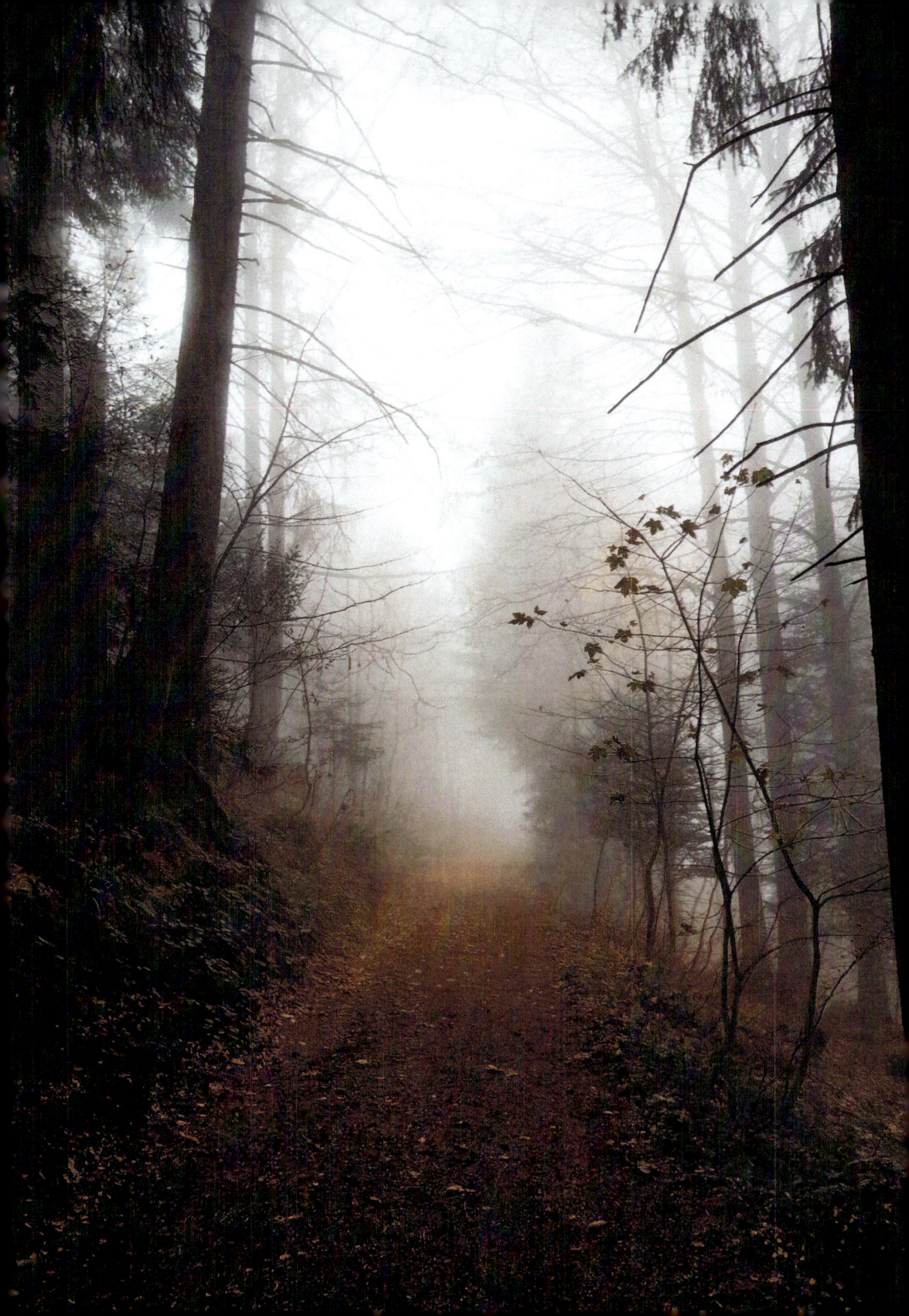

ZUM THEMA

TOTGEBURT

Zum Thema Totgeburt

Totgeburt – ein Thema, das für viele noch sensibler ist als das Thema Fehlgeburt. Eine Totgeburt liegt vor, wenn nach der Geburt eines Kindes kein erkennbares Lebenszeichen nachzuweisen ist und gewisse Mindestmaße, nämlich 500 bis 1.000 Gramm Körpergewicht, erfüllt sind. Viele Frauen, mit denen ich gesprochen habe, sagten mir, dass es doch keinen Unterschied macht, ob man ein Kind in der zehnten oder in der 30. Schwangerschaftswoche verliert – in jedem Fall verliert man sowohl das Kind als auch alle Träume, die damit zusammenhingen. Aber einen fundamentalen Unterschied gibt es dennoch: Bei einer Totgeburt kann man sein totes Baby in den Armen halten, man kann es sehen, die Gesichtszüge, den kleinen Körper. Das Erlebnis ist dadurch meist viel intensiver als bei einer Fehlgeburt, die zwar ebenso mit einem Verlust einhergeht, in der man aber noch keinen Körper im Arm halten kann, noch kein Gesicht küssen kann.

Ich selbst habe keine Totgeburt erlebt und so werde ich in diesem Kapitel zwei Familien zu Wort kommen lassen, die ihr Baby in der 32. und in der 18. Schwangerschaftswoche verloren haben. Zunächst teilt Nora ihre Geschichte in einem Erfahrungsbericht. Noras Geschichte ist streng genommen keine Totgeburt, da ihr kleines Wunder nur 110 Gramm schwer war. Trotzdem passt die Geschichte meiner Meinung nach besser hierher, denn eine „klassische Fehlgeburt" hat sie auch nicht erlebt: Sie hat ihr winziges, zartes Baby im Arm halten können und das ist meiner Meinung nach der entscheidende Unterschied zwischen Tot- und Fehlgeburten. Nach Noras Erfahrungsbericht gibt mir Lars Antworten auf meine Fragen in einem Interview. So gibt es hier erneut die Perspektive eines Mannes.

Sowohl die Erfahrungsberichte als auch das Interview sind auf der einen Seite unglaublich traurig. Auf der anderen Seite fand ich es so wundervoll, von den beiden Familien zu erfahren, wie die Erlebnisse sie zusammengeschweißt haben und sie zu den Menschen gemacht haben, die sie heute sind. Trotz Trauer ist da auch so viel Liebe, so viel Dankbarkeit für den Partner und für das Leben. Durch das Erlebnis einer Fehl- oder Totgeburt verändern sich Prioritäten, Materielles verliert an Wert und die Liebe und Unterstützung füreinander nimmt zu: Das sind trotz aller Trauer solch unglaublich wertvolle Erfahrungen!

Auch die kommenden beiden Texte von Nora und Lars sind unter Pseudonym veröffentlicht.

Erfahrungsbericht von Nora
Totgeburt in der 18. Schwangerschaftswoche

An dem Tag, als sich das Leben komplett verändert hat, bin ich morgens aufgewacht und war unruhig. Ich bin Richtung Bad gegangen und merkte, dass mir das Fruchtwasser die Beine runter läuft. Dadurch war ich wie gelähmt und habe mich wieder ins Bett gelegt und gewartet. Ich wollte es nicht glauben, dass das wirklich gerade mir passiert. Ich lag einfach da und habe gewartet. Als mein Mann wach wurde, meinte ich zu ihm, dass ich glaube, da stimmt etwas nicht und wir müssen zum Arzt. Dort wurde festgestellt, dass es kaum noch Fruchtwasser gab. Gleichzeitig erfuhren wir, dass wir einen Sohn bekommen würden, der sich in meinem Bauch fit und munter bewegte. Eigentlich ein toller Moment, aber zeitgleich wuchs unsere Sorge um ihn. Wir wurden zur weiteren Untersuchung ins Krankenhaus geschickt.

Dort wurde ich sofort stationär aufgenommen und durfte nicht mehr aufstehen. So sollte verhindert werden, dass das Fruchtwasser weiterhin abnimmt.

Nun hofften wir, dass wieder Fruchtwasser nachkommen würde und es sich halten könnte. Wir wurden informiert, dass wir, falls dieser Fall nicht eintreten würde, gezwungen wären, über die weitere Schwangerschaft entscheiden zu müssen. Zu diesem Zeitpunkt war ich in der 17. Schwangerschaftswoche und der kleine Mann hätte also noch keine Überlebenschance, wenn er jetzt auf die Welt kommen würde. Aber genauso wenig hätte er die Chance auf ein „normales" Leben, wenn das Fruchtwasser nicht zurückkommen würde. In diesem Fall müssten wir mit schweren Behinderungen rechnen, die er nicht überleben würde.

Uns wurde außerdem erklärt, dass ich im Falle eines Abbruches unseren Sohn auf natürliche Weise gebären müsste. Das war für uns eine Nachricht, die mir den Boden unter den Füßen weggezogen hat: Ich sollte unseren kleinen Sohn auf die Welt bringen, was in diesem Fall bedeutete, dass ich ihm während der Geburt nicht das Leben, sondern den Tod schenken würde. Mein Mann und ich hofften über mehrere Tage auf ein Wunder. Sowohl unsere Familie als auch die engsten Freunde unterstützten uns in dieser Zeit des Wartens und Hoffens.

Nach fast einer Woche haben wir die schwere Entscheidung getroffen, unseren kleinen Krümel gehen zu lassen. Wir mussten das kommende Wochenende noch auf die Zustimmung der Ethikkommission warten, was allerdings in unserer Situation nur eine Formsache war. In der Zwischenzeit konnten wir mit unserer Familie und Freunden von dem kleinen Mann Abschied nehmen.

Am Montagmorgen wurde noch einmal ein Ultraschall gemacht, zur Absicherung. Den Gesichtsausdruck der Ärztin werde ich nie vergessen. Sie schaute erstaunt auf dem Bildschirm und meinte, sie müsse einen Kollegen zur Absicherung holen. Mein Herz hörte kurz auf zu schlagen, denn ich dachte, nun ist er verstorben. Der zweite Arzt schaute auf den Monitor und sagte, er könne ihre Annahme bestätigen. Das Fruchtwasser war wieder zurückgekommen und es war nun ausreichend da. Wir waren fassungslos vor Freude. Wie das möglich war, konnte sich keiner erklären. Nach drei weiteren Tagen durfte ich das Krankenhaus verlassen. Wir waren so unendlich glücklich und freuten uns über dieses Wunder.

Leider hielt unser Wunder nur ein paar Tage an: Als ich an jenem Abend vom Sofa aufstand und zu Bett wollte, lief mir das Fruchtwasser wieder die Beine runter. Wir sind sofort ins Krankenhaus, wieder in der Hoffnung, dass es sich bestimmt bald wieder aufbauen würde. Ich müsste nur ein paar Wochen streng in tiefer Kopflage liegen, dann hätten wir eine Chance. Leider bestätigte sich diese Hoffnung nicht und wir standen zum zweiten Mal vor der schrecklichen Entscheidung eines Abbruchs.

Nach langen bangen Gesprächen haben wir uns schweren Herzens ein zweites Mal dafür entschieden, ihn gehen zu lassen.

Es war die schwerste Entscheidung, die wir bis dahin in unserem Leben treffen mussten. In unserer Vorstellung war die Geburt ein wunderschönes Erlebnis. Nun bedeutete es aber für uns, dass wir unseren Sohn zu den Sternen ziehen lassen mussten. Als ich die erste Tablette bekam, dauerte es eine ganze Weile, bis ich wirklich bereit war, diese zu nehmen. Mir wurde gesagt, es kann bis zu ein paar Tagen dauern, bis die Medikamente wirken würden. Ich muss an dieser Stelle sagen, dass wir uns zu jeder Zeit gut betreut gefühlt haben. Die Ärzte, Hebammen und Pflegekräfte haben alles dafür getan, um es uns ein wenig leichter zu machen. Was mich dann sehr überrascht hatte, war, dass die Tablette schon nach kurzer Zeit anfing zu wirken und die Geburt eingeleitet wurde. Ich war so dankbar für unsere Familie und Freunde, die immer im Wechsel an unserer Seite waren, denn die folgende Nacht war die schlimmste meines Lebens: Die Wehen wurden so stark und ich musste deswegen Morphin nehmen. Daraufhin bekam ich allerdings sehr starkes Herzrasen und Atemnot, ich dachte, nun sterben wir beide. Die Wehen zogen sich über 24 Stunden in einer extremen Stärke hin. Von der Geburt selber weiß ich nicht mehr viel, denn ich war immer wieder wie weggetreten. Zum Glück hatte ich von meiner Mutter homöopathische Unterstützung. Dafür bin ich sehr dankbar. Ohne diese wäre ich wohl in diesem traumatischen Loch hängen geblieben.

Vor der Geburt wurde ich gefragt, ob wir unseren Sohn sehen wollten. Vor diesem Moment hatte ich große Angst und mein erstes Gefühl war: Nein, ich möchte ihn nicht sehen. Doch nach der Geburt hatte ich ein komplett anderes Gefühl. Jetzt konnte ich es kaum erwarten, meinen Sohn in die Arme zu nehmen. Es war für unsere Trauerbewältigung sehr wichtig, dass mein Mann und ich sowie auch unsere Familie uns in Ruhe verabschieden konnten. Solange es uns gewährt wurde, blieb er bei uns. Es war auf einmal eine so friedliche Stimmung, die letzten Stunden der Angst und Schmerzen waren wie vergessen. Uns war dann ganz wichtig, den kleinen Krümel mit nach Hause nehmen zu dürfen und ihn im Familiengrab beerdigen zu können. Erst schien es nicht möglich und erst durch unser intensives Nachfragen und mit der Hilfe eines Bestatters hat es dann doch geklappt. Wir duften ihn nach Hause holen. Mein Vater hat einen kleinen Sarg für sein Enkelkind angefertigt, was mir bis heute sehr nahegeht. Die ganze Familie hat Blumen gesammelt und wir haben ihn im engsten Kreise beerdigen können.

Bei der Ausschabung, die gleich nach der Geburt gemacht wurde, fand man eine Verwachsung in der Gebärmutter. Es wurde die Vermutung aufgestellt, dass diese zum zweimaligen Blasensprung geführt haben könnte. Diese Diagnose wurde Jahre später, bei einer weiteren Operation, in der Endometrioseverwachsungen entfernt wurden, bestätigt.

Ich habe danach viel Zeit gebraucht, um wieder zu mir zu kommen. Die Unterstützung meiner Familie und auch der engsten Freunde hat uns in dieser Zeit sehr geholfen. Allerdings musste mein Mann vier Wochen nach der Beerdigung unseres Sohnes in einen Arbeitseinsatz von fünf Monaten ins Ausland. Das war eine sehr schwere Situation, auf einmal alleine zu sein mit den trauernden Gedanken und Gefühlen.

In dieser Zeit wurde es für mich immer klarer, dass ich die ganze Energie meiner Trauer verwandeln muss. Daraufhin habe ich angefangen, mich selbständig zu machen, anstatt einfach nur zu Hause zu sitzen und davon zu träumen, ein Kind zu bekommen. Gleichzeitig visualisierte ich mich als Mutter und sah ein Baby ganz fest vor meinem inneren Auge. Und circa drei Jahre nach der Geburt unseres Sohnes haben wir tatsächlich eine gesunde Tochter in den Armen halten dürfen. Ich glaube ganz fest daran, dass, wenn man positiv bleibt und sich von nichts abbringen lässt, dann kann es Wunder geben.

Und rückblickend sehe ich jetzt auch, warum alles richtig war, so wie es passiert ist und wie unser kleiner Sohn uns einen anderen Weg gezeigt hat. Ohne den Verlust hätte ich nie den Mut gehabt, mich selbständig zu machen und dadurch kann ich ganz viel Zeit für meine Tochter einteilen.

So traurig und schrecklich eine Fehlgeburt auch ist, so habe ich für mich erlebt, dass es für mich wichtig war, nicht in dem negativen Strudel aus Trauer und Verlust zu versinken. Ich habe viel über meine Erfahrung geredet und so ist unser Sohn immer ein Teil unseres Lebens geblieben. Durch jeden Schicksalsschlag ermöglicht uns das Leben, neue Wege zu ergreifen, die wir so vielleicht nie gewagt hätten. Das

Leben ist manchmal hart und grausam zu uns, aber es mutet uns nur so viel zu, wie wir irgendwie ertragen können.

Jetzt berate ich in meinem Job andere Frauen zu ihrer Sexualität und versuche, ein Stück mehr Liebe unter die Menschen zu bringen. Ich möchte den Frauen durch meine Arbeit zeigen, was in uns steckt und wie viel Power und Weiblichkeit wir haben – und ich wünsche mir, dass wir Frauen uns trauen, diese auch vor den Männern zu kommunizieren!

Aus der Papa-Perspektive: Interview mit Lars
Totgeburt in der 32. Schwangerschaftswoche

Lieber Lars, du hast eine Totgeburt in der 32. Schwangerschaftswoche erlebt. Kannst du kurz erzählen, wie du davon erfahren hast, dass dein Baby nicht mehr lebt? Wie ging es dir in dem Moment, als du es erfahren hast?

Erfahren habe ich es durch meine Frau. Wir hatten am 24.11.2015 einen Termin zum CTG beim Frauenarzt. Dieser dauerte sehr lange, weil sie den Herzschlag nicht gefunden haben, was aber passieren kann, sagten sie. Nach einer Stunde musste ich zur Arbeit circa 100 Meter vom Frauenarzt entfernt. Ich ging also in das Büro und arbeitete los. Meine Frau kam gefühlt eine Stunde später rein und ging in die Küche. Ich habe noch einen Kunden bedient (Ich bin Innendienstmitarbeiter bei einer Versicherung). Danach ging ich nach hinten und meine Frau sagte mir, dass sie keinen Herzschlag finden konnten – wir nahmen uns in den Arm und sie weinte – ich rief meine Chefin, sagte ihr, was los ist und schloss das Büro. Ich war relativ gefasst, da es für mich zu dem Zeitpunkt noch nicht real war, denke ich. Zuhause überlegten wir, was wir nun tun wollen und ich wollte ins Krankenhaus – meine Frau war emotional sehr angeschlagen und ich wusste, dass ich es vorantreiben musste. Also fuhren wir ins Krankenhaus. Mir ging es bis dahin immer noch relativ gut, auch wenn wir geweint haben.

Wie war die Geburt für dich? Wurdest du im Vorfeld darüber aufgeklärt, was passieren wird?

Die Geburt … ja, ich wurde aufgeklärt, zumindest über den ungefähren Ablauf. Ich hatte kein Zimmer im Krankenhaus und bin daher abends nach Hause gefahren. Um circa 5 Uhr war ich wieder wach und habe mich mit Frühstück für meine Frau auf den Weg ins Krankenhaus gemacht. Da rief sie mich an und sagte, sie hätte das Kind bekommen.

Ich war so wütend auf mich und auf alles … als ich auf der Station war, wurde ich zu ihr geführt: Ich kam in den Raum, sie saß auf dem Bett, hielt das Kind im Arm. Bis zu diesem Zeitpunkt wussten wir nicht, welches Geschlecht es haben würde und ich wünschte mir, seit ich denken konnte, zwei Mädchen: Es war ein Mädchen. Was dann folgte, war ein Schmerz, der jetzt, wo ich darüber rede, so heiß, so stark, so zermürbend, so tief ging, dass ich einfach einknickte. Ich zerbrach. Ich habe in meinem Leben noch nie so geweint, noch nie so eine Hilflosigkeit gefühlt. Es dauerte lange, bis ich einigermaßen gefasst war.

Meine Frau bat mich, unsere Tochter zu nehmen. Ich konnte es nicht. Ich war nicht in der Lage. Nicht in der Lage, mein Kind zu nehmen, es zu halten, es zu küssen oder … Ich konnte meiner Tochter in diesem Moment nicht das geben, was sie so dringend gebraucht hätte. Es bricht mir jedes Mal wieder das Herz, dass ich das nicht geschafft habe. Dieser Fehler ist auch der größte Fehler, emotionalste Moment (bis dahin) und schlechtester Charakterzug meines Lebens.

Hattet ihr eine Hebamme an eurer Seite, die euch unterstützt hat?
Nein, eine Hebamme hatten wir zwar, aber an eine Unterstützung kann ich mich persönlich nicht erinnern. Vielleicht hat meine Frau das anders erlebt. Wir haben das Ganze einfach als Paar durchgestanden.

Hast du das Gefühl, dass du den Schmerz des Verlustes leichter verarbeiten konntest, weil du das Baby nicht im Bauch hattest?
Nein, leichter nicht. Es ist mein Kind, es ist aber bei unserem letzten Treffen nicht von mir gehalten, geküsst, gekuschelt und betrachtet worden. Das schmerzt. Zum Thema Bauch: Ich habe meiner Frau immer Schwangerschaftsöl auf den Bauch massiert, jedoch hatte ich dabei Angst, das Kind zu fühlen beziehungsweise ihm weh zu tun oder etwas falsch zu machen. Das verfolgt und belastet mich bis heute, dass ich mich nicht 100 Prozent eingesetzt habe, nicht alles getan habe, um unserer Tochter die Kraft zu geben, die Zuneigung zu geben, die sie vielleicht gebraucht hätte – das fühle ich manchmal und es belastet mich noch heute.

Gibt es etwas, das du dir als Mann, im Zuge der Totgeburt gewünscht hättest?

Mehr Verständnis von engen Freunden. Es ist generell nicht schwer für mich, mich Personen zu öffnen, aber über unsere totgeborene Tochter zu reden, ist sehr schwer, besonders, weil alle engen Freunde mindestens 750 Kilometer weit weg wohnen. Es gab Menschen, die mir sehr viel bedeuteten und weil sie nicht die ersten waren, mit denen ich geredet habe, waren sie beleidigt. Ich habe keinen Kontakt mehr zu diesen Menschen – wer meine totgeborene Tochter als nervig bezeichnet oder nicht warten kann, bis ich so weit bin, hat in meinem Leben keinen Platz.

Gibt es etwas, das ihr gemacht habt, um von dem Kind Abschied zu nehmen?

Das ist schwer zu beantworten, ich denke schon. Sie durfte nicht mit nach Hause. Ich habe unser Kind erst beim Bestatter wiedergesehen. Es war ein großer Raum, kalt, viele Stühle, keine Musik und sehr einsam. Wir haben ein Lied von meinen Eltern bekommen, Johannes Oerding – Für Immer Ab Jetzt. Dieses Lied habe ich dann in den 60 Minuten durchgehend laufen lassen. Dieses Lied lässt einen zusammenbrechen und gleichzeitig nie vergessen, was sich schlimm anhört. Für mich ist es unser Lied.

Meine Mutter sagte mir, ich solle meine Tochter auf den Arm nehmen und ich habe es getan. Dieser Moment war bis zu der Geburt unserer zweiten Tochter circa elf Monate später die größte und entwicklungsmäßig stärkste Erfahrung in meinem Leben. Ich bin seit dieser Erfahrung noch emotionaler und sensibler als vorher. Ich weine bei Disneyfilmen bis zu Sci-Fi Filmen. Es ist so, als würde man ein anderes Niveau oder Level besteigen und materielle Dinge haben so stark an Bedeutung verloren, wie ich es vorher gar nicht für möglich gehalten habe.

Ich habe sie gehalten, ich habe sie geküsst, ich habe ihr von meinem Opa erzählt, der auf sie wartet und sie beschützt, sodass sie nicht alleine sein muss. Denn ohne meinen Opa wäre ich nicht der Mann, der ich bin.

Ich habe ihr Bilder, meinen Ring, ihr Kuscheltier und ihren gelb/weißen Kuschelstoff in den Sarg gelegt und Fotos gemacht. Sie lag warm eingepackt, mit Küssen übersät im Sarg. Und ich habe jedes Mal Tränen in den Augen, wenn ich daran denke, dass wir ohne sie fortgegangen sind, dass sie verbrannt worden ist und in einer Urne auf der Ostsee beigesetzt wurde. Aber für mich ist das Meer ein besserer Ort als die Erde. Wasser ist überall und die Erde spüre ich nicht so, wie ich das Meer spüre. Ich habe die Bestattung organisiert, um meiner Frau, die eine sehr emotionale Phase gehabt hat, keine weiteren Strapazen anzutun. Wir haben vom Kapitän der Feodora auch einen Brief erhalten. Gelesen haben wir ihn nicht – bisher. Ich hatte ihn bloß mehrfach in der Hand. Mein Vater sagte mir, dass die Beisetzung sehr schön gewesen sei. Schnee und Nebel zu Beginn, Ausfahrt auf die See. Bei der Beisetzung kam dann die Sonne raus und es wurde windstill und es gab keine Wellen. Der Kapitän sagte meinem Vater, es wäre das erste Kind, welches er beigesetzt habe. Für ihn, der es beruflich macht, war es so unbeschreiblich schön zu sehen, wie viele Menschen jemandem den letzten Weg weisen, obwohl sie sich nie begegnet sind – und dass die Natur für solche Momente einen Moment lang den Atem anhält.

Wir waren zur gleichen Zeit mitten im Indischen Ozean und haben gelbe Papierfröbelsterne ins Wasser geworfen. Meine Frau wollte Ablenkung.

Was möchtest du den Männern mit auf den Weg geben, die gerade eine Totgeburt erlebt haben?
Jeder Mann sollte seiner Frau zur Seite stehen und sie halten, sie unterstützen und ihr das Gefühl geben: Wir haben unser Kind verloren. Es beim Namen nennen – niemals darf man zögern, wenn man gefragt wird, ob man Kinder hat. Ich habe zwei Kinder – meine beiden Mäuse. Es war nicht immer leicht, doch, wenn man sich selbst öffnet, öffnet man Türen zu Menschen, die einen vielleicht sehr gut verstehen und Freunde werden.

Als Mann muss man für Stabilität sorgen. Sehr altmodisch, ich weiß. Aber der Fels in der Brandung ist wichtig. Es muss eine gemeinsame Linie in der Beziehung geben, wie mit dem Verlust umgegangen werden soll: ohne Einfluss von außen – nur das Paar entscheidet, wie es funktioniert. Jeder ist individuell, deshalb ist die Lösung immer individuell für jeden Verlust. Ist es das erste Kind oder das vierte Kind, gibt es Haustiere, oder sind die Eltern mit im Haus – jede Situation ist anders. Es ist schwer, aber für mich und meine Frau hat es funktioniert, in der Ehe, in der Beziehung. Und es schweißt so sehr zusammen wie kein anderes Erlebnis im Leben – wenn man offen und ehrlich miteinander redet.

Gibt es etwas, das du den Frauen mit auf den Weg geben möchtest – in Bezug auf ihre Männer und allgemein?
Ich bin eher extrovertiert und kann gut für mich selber sprechen. Ich denke, die Frauen sollten den Männern Gleichberechtigung entgegenbringen. Jeder trauert auf seine Weise. Ich sitze zum Beispiel am Frühstücktisch und fange an zu weinen, weil ein Lied kommt oder unsere Tochter etwas gesagt hat, was in mir die Utopie einer Welt mit ihrer großen Schwester erschafft. Meine Frau sieht es immer und erkennt, was los ist. Dafür liebe ich sie und auch unsere Tochter erkennt es. Sie drücken mich und unsere Tochter meint: „Der Stern meiner Schwester ist oben am Himmel. Sie ist meine Schwester, auch wenn sie gestorben ist. Du musst nicht traurig sein, ich bin hier."

Wenn es euch als Mutter schlecht geht, dann sprecht darüber. Männer sind nicht wirklich sensibel: Je stressiger der Tag, desto mehr wird auf Durchzug geschaltet. Eine direkte Ansprache hilft aus meiner Sicht am besten. Ihnen zu erklären, was in euch Frauen passiert ist, was sie tun können und was eure Wünsche sind. Das müssen wir Männer wissen, denn sonst sind beide unglücklich. Sie, weil er nichts versteht und er, weil er nicht weiß, was er falsch gemacht hat. Kommunikation ist die Lösung.

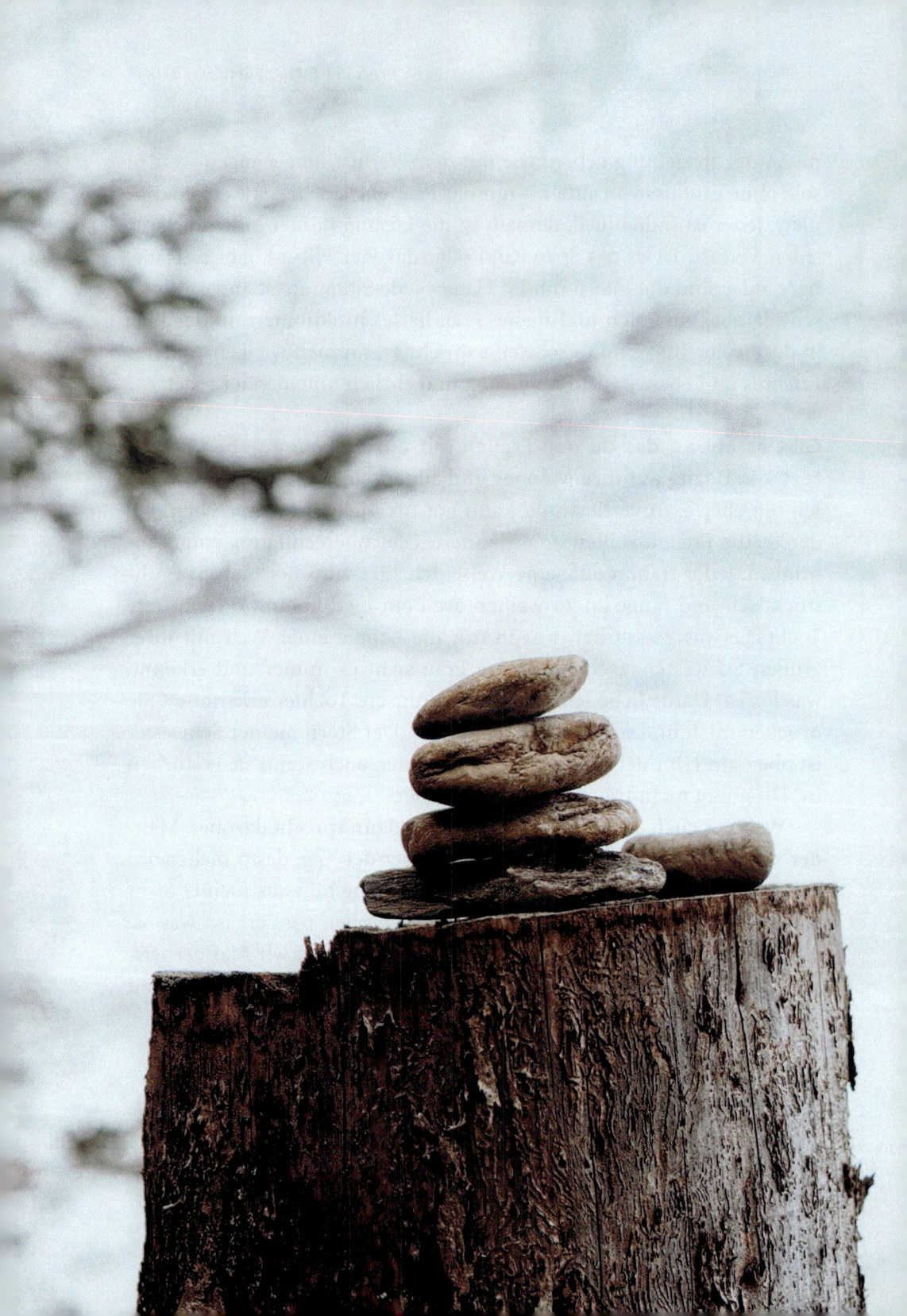

ABSCHIEDSRITUALE

Abschiedsrituale

Nach dem Tod eines Babys – egal, ob als Fehl- oder Totgeburt – müssen wir uns auf die eine oder andere Art verabschieden. Egal, ob wir das Baby sechs oder 30 Wochen in unserem Bauch getragen haben – es war Teil von uns und nun ist es das nicht mehr. Ein Abschiedsritual ist wunderbar heilsam und bietet eine stabilisierende und Orientierung gebende Unterstützung in einer schweren Zeit. Einige mögen jetzt vielleicht denken, dass das nicht nötig ist. Und das ist tatsächlich auch das, was unsere Gesellschaft uns zunehmend vermittelt: Es gibt keinen Platz mehr für Rituale, keine Zeit für so etwas. Stattdessen wird vermittelt, dass wir uns ablenken sollen, an etwas anderes denken, unsere Aufmerksamkeit auf etwas schönes richten. Aber das wird den Schmerz nicht heilen, sondern ihn nur für eine Weile verdrängen. Wird Schmerz verdrängt statt geheilt, so kann es langfristig zu Verbitterung kommen, eventuell sogar zu Depressionen. Ein richtiger Abschied von unserem toten Kind ist ein erster Schritt in Richtung Heilung. Die Tools, die im zweiten Teil dieses Buches vorgestellt werden, sind weitere Schritte.

Ein Abschiedsritual hilft dabei, einem Anlass eine Bedeutung zu geben. Bagatellisiere deine Fehlgeburt nicht, sondern gib ihr die Bedeutung, die sie verdient! Das Abschiedsritual ermöglicht es, uns deutlich zu machen, dass da etwas passiert ist, das unser Leben verändert hat. Es hilft uns, zu sehen, dass wir nun nicht mehr die Gleichen sind. Ein bewusst vollzogener Abschied bedeutet auch, eine neue Perspektive auf die Vergangenheit und die Zukunft anzunehmen. Ein Abschiedsritual beinhaltet immer auch das Bewusstsein, den Schmerz zu akzeptieren und zu verarbeiten. Akzeptanz wiederum ist der erste Schritt in Richtung

Heilung: Denn nur, wenn wir akzeptieren, dass wir einen Verlust erlitten haben und dass dies schmerzt, können wir den Schmerz heilen. Rituale sind tatsächlich nicht nur bei einer Fehlgeburt sehr heilsam, sondern erleichtern uns auch ständig den Alltag! Wer genießt zum Beispiel nicht die erste Tasse Kaffee am Morgen oder das Sonntagsfrühstück im Bett oder das Anzünden der ersten Adventskerze? Diese kleinen Rituale machen uns den Alltag ein wenig leichter und schöner. Es gibt unendlich viele unterschiedliche Rituale, aber eines haben sie gemeinsam: Sie bestehen aus einer Reihe wiederkehrender Handlungen, die zu einem bestimmten Zeitpunkt an einem bestimmten Ort ausgeführt werden. Immer spielen dabei auch Symbole eine Rolle, also Gegenstände (wie die Kaffeetasse), Bilder oder auch Handlungen und Zeichen, die eine tiefe Wirkung auf uns haben. Sie sprechen unser Unterbewusstsein an. Es gibt dabei sowohl individuelle Symbole, die nur „Eingeweihte" verstehen, und archetypische Symbole, die alle verstehen. Wenn unser Partner sich jeden Morgen mit einem Handkuss verabschiedet, so ist das zum Beispiel ein Ritual mit einem individuellen Symbol, das nur bei uns die entsprechende Wirkung hat.

Rituale laufen nach bestimmten, festgelegten Regeln ab und werden mit Gegenständen ausgeführt, die eine besondere Bedeutung haben: die Kaffeetasse, die Adventskerze etc. Viele Rituale entstehen ganz unbewusst im Alltag oder werden in gesellschaftlichen, beruflichen oder privaten Bereichen praktiziert. Sie haben jedoch alle den Zweck, ohne Worte etwas zum Ausdruck zu bringen. Im Alltag ist das Ziel eines Rituals meist, dass wir uns besser fühlen, dass wir gute Gefühle geradezu „heraufbeschwören", zum Beispiel mit dem Frühstückskaffee. Das Ziel eines jeden Rituals ist es, gestärkt daraus hervorzugehen: Egal, ob aus dem Morgenkaffee-Ritual oder dem Abschiedsritual nach einer Fehlgeburt.

Rituale im Alltag hängen immer auch mit bestimmten Orten zusammen: Der Kaffee wird in der Küche gemacht, der Handkuss von einem bestimmten Fenster aus zugeworfen – so, wie es im Alltag wichtig ist, wo das Ritual vollzogen wird, so ist es das auch bei dem ganz individuellen Abschiedsritual. Manche Orte haben magische Kräfte, ziehen uns an und faszinieren uns. Andere Orte machen uns wütend oder ängstlich. Es gibt Orte, die allein durch ihren Anblick Frieden ausstrahlen oder uns froh stimmen. Für das Abschiedsritual empfiehlt es sich, einen Ort zu suchen, an dem man sich wohl und frei fühlt. Das kann in der Natur sein (siehe dazu auch das Kapitel „Mutter Natur") oder zuhause. Denn ja, auch zuhause kann man einen geeigneten Ort für ein Abschiedsritual schaffen: zum Beispiel mit einem besonderen (Edel)Stein, einer Pflanze, Vase, Kerze oder etwas anderem. Neben dem richtigen Ort für das Abschiedsritual spielt auch der richtige Zeitpunkt eine Rolle. Vielleicht muss das Geschehene erst einmal ein paar Tage oder sogar Wochen ins Bewusstsein sinken, bevor man für ein Abschiedsritual bereit ist. Vielleicht möchte man ein Ritual schon sehr schnell nach der Stillen Geburt durchführen. Das ist bei jedem anders und es ist empfehlenswert, als Paar oder Familie zusammen den richtigen Moment für ein gemeinsames Ritual abzuwiegen. Vielleicht möchtest du aber auch ein Ritual ganz für dich allein machen – auch das ist vollkommen in Ordnung und kann unheimlich heilend und befreiend sein! Wenn dein Partner noch nicht so weit ist, du dich aber nach einem Ritual sehnst, dann genieße dein Ritual für dich allein. Vielleicht kommt später noch ein Zeitpunkt, an dem es sich gut anfühlt, ein Abschiedsritual zu zweit (oder als Familie) zu machen. Ein Ritual kann sowohl allein als auch gemeinsam mit dem Partner oder der Familie wunderschön und heilend sein. Wenn mehrere Menschen das Abschiedsritual kennen und ihm folgen, so entsteht dadurch auch eine Form der innigen Verbundenheit, denn jeder spürt in dieser Situation, dass der andere gleichfalls betroffen und erschüttert ist, dass er mitfühlt. Darin liegt ein großer Trost, wenn man so etwas schweres wie eine Fehlgeburt bewältigen muss. Dennoch, wenn du das Gefühl hast, du möchtest das Ritual allein machen, so ist auch das wunderschön!

Für jedes Ritual gilt, dass es einen deutlichen Anfang und ein deutliches Ende hat. Das klingt zwar banal, wird aber in unserem hektischen Alltag nicht immer bedacht: Wenn wir deutlich Anfang und Ende betonen, können wir uns auf das, was dazwischen liegt, besser einlassen, sind nicht so abgelenkt und besser konzentriert. Zwischen Anfang und Ende liegt die Zeitspanne des eigentlichen Rituals. In dieser Zeit werden bestimmte Handlungen vollzogen. Durch das aktive Tun wird die Stimmung am Ort des Rituals verwandelt: Wir stellen eine Beziehung her zu dem, was gerade passiert, und können dadurch auch auf unterbewusster Ebene Abschied nehmen und ein Stück weiter heilen.

Ideen für Abschiedsrituale:

1. Ein Symbol vergraben

Gibt es etwas, das du von deiner Fehlgeburt hast und das du an einem besonders schönen Ort vergraben könntest? Wie bei einer Beerdigung bringt das Vergraben von etwas den Vorteil mit sich, dass man immer wieder an den Ort des Begräbnisses zurückkehren kann. Wir haben damals tatsächlich einige der Blut-Koagel in Klopapier eingewickelt, in eine Origami-Schachtel gelegt und diese unter einem schönen, starken Baum vergraben. Das Ritual war einfach und dennoch wunderschön. Wir haben gemeinsam das Loch gegraben, die Reste unseres Babys in das Loch gelegt und zusammen Erde darauf gelegt. Dann haben wir jeder einen Stein auf das „Grab" gelegt und uns nacheinander von dem Baby verabschiedet. Es war wunderschön. Der Baum liegt in einem etwas verlassenen Parkabschnitt in der Nähe unserer damaligen Wohnung und in den Wochen nach der Fehlgeburt bin ich immer wieder gerne mit dem Rad dort vorbeigefahren und habe unser kleines totes Baby gegrüßt. Das tat gut!

2. Ein Symbol ins Meer (oder einen Fluss) werfen

Wir alle kommen aus dem Meer und alles fließt ins Meer zurück. Für viele von uns hat das Wasser eine besondere Bedeutung. Vielleicht auch für dich? Vielleicht möchtest du etwas von deinem Baby ins Meer oder in einen Fluss werfen, vielleicht die Asche eines Symbols, das du verbrannt hast? Oder einen Brief, den du in einer Flaschenpost verpackt hast? Oder einen Brief, den du zu einem kleinen Boot gefaltet hast? Oder einen besonderen Stein? Schau, was für dich stimmig ist und dann nimm dir (zusammen mit deinem Partner, deiner Familie oder allein) einen Moment Zeit, um ins Meer (oder den Fluss) zu schauen – denke dabei daran, wie das Leben fließt, wie jede Welle kommt und wieder geht und verbinde dich mit diesem besonderen Element. Dann lass dein Symbol los und damit auch dein Baby. Es ist nun wieder da, wo es hergekommen ist. Lies dir auch gern das Kapitel „Mutter Natur" durch, um mehr über die heilende Wirkung des Meeres zu erfahren.

3. Ein Symbol verbrennen

Ist das Feuer viel eher dein Element? Dann verbrenne ein Symbol: eine getrocknete Blume, einen Brief oder ein Gedicht. Nimm dir auch hier ganz bewusst die Zeit und verabschiede dich von deinem Baby. Erlaube deinen Tränen, zu fließen, und nimm bewusst Abschied. Nimm deinen Partner in den Arm, wenn ihr das Ritual zu zweit vollzieht.

4. Einen Brief schreiben

Ein Abschiedsbrief ist ein schönes Ritual, welches man gut allein vollziehen kann. Nimm dir dafür einen besonderen Moment, mache dir eine Kerze an und achte darauf, dass du nicht gestört wirst. Nun schreibe deinem Baby einen Brief und teile alles mit, was du im echten Leben nicht sagen konntest. Erlaube dir, traurig zu sein. Erlaube dir, den Verlust zu spüren und schreibe alles runter. So kannst du es loslassen. Beende das Ritual, indem du den Brief in einen Briefumschlag steckst und entweder an einen vorher dafür bestimmten Ort legst oder ihn in einem zweiten Ritual verbrennst.

5. Eine Kerze gestalten

Eine Kerze kann man wunderschön individuell mit Wachsstücken verschönern und gestalten. Das kann man sowohl allein als auch als Paar oder als Familie gemeinsam machen. Wenn die Kerze fertig ist, wird sie an einem besonders dafür ausgewählten Ort platziert und dort dürfen gerne noch einige Worte gesprochen werden: „Du kleiner Mensch bist früh von uns gegangen, aber diese Kerze wird uns jeden Tag an dich erinnern. Wir lassen dich ziehen, aber vergessen dich nicht."

6. Eine Vase/Schale/Stein bemalen

Genau wie eine Kerze kann man auch ein anderes Symbol individuell gestalten: Eine Vase kann man gemeinsam oder allein bemalen, eine Schale (in die man zum Beispiel Wasser und Blüten hineinlegt) und einen Stein ebenso. Das Bemalen entweder allein oder als Paar/Familie schafft Verbundenheit und das anschließende Platzieren des Symbols an einem dafür vorgesehenen Ort schafft einen Abschied. Besonders machtvoll ist dieses Ritual, wenn auch hier wieder beim Platzieren des Symbols ein paar Abschiedsworte gesprochen werden.

Was das richtige Symbol für dich ist, das weißt du natürlich am besten. Vielleicht ist es gar nichts von dem oben aufgeführten, sondern eine Halskette mit einem ganz speziellen Anhänger, ein Origami-Schmetterling aus buntem Papier, ein Regenbogen aus Wolle oder ein Stern. Folge sowohl bei der Suche nach einem passenden Symbol als auch bei der Auswahl deines Abschiedsrituals einfach deinem Gefühl, das dir sagt, was zu deinem Baby passen könnte, und was dir Trost spenden kann.

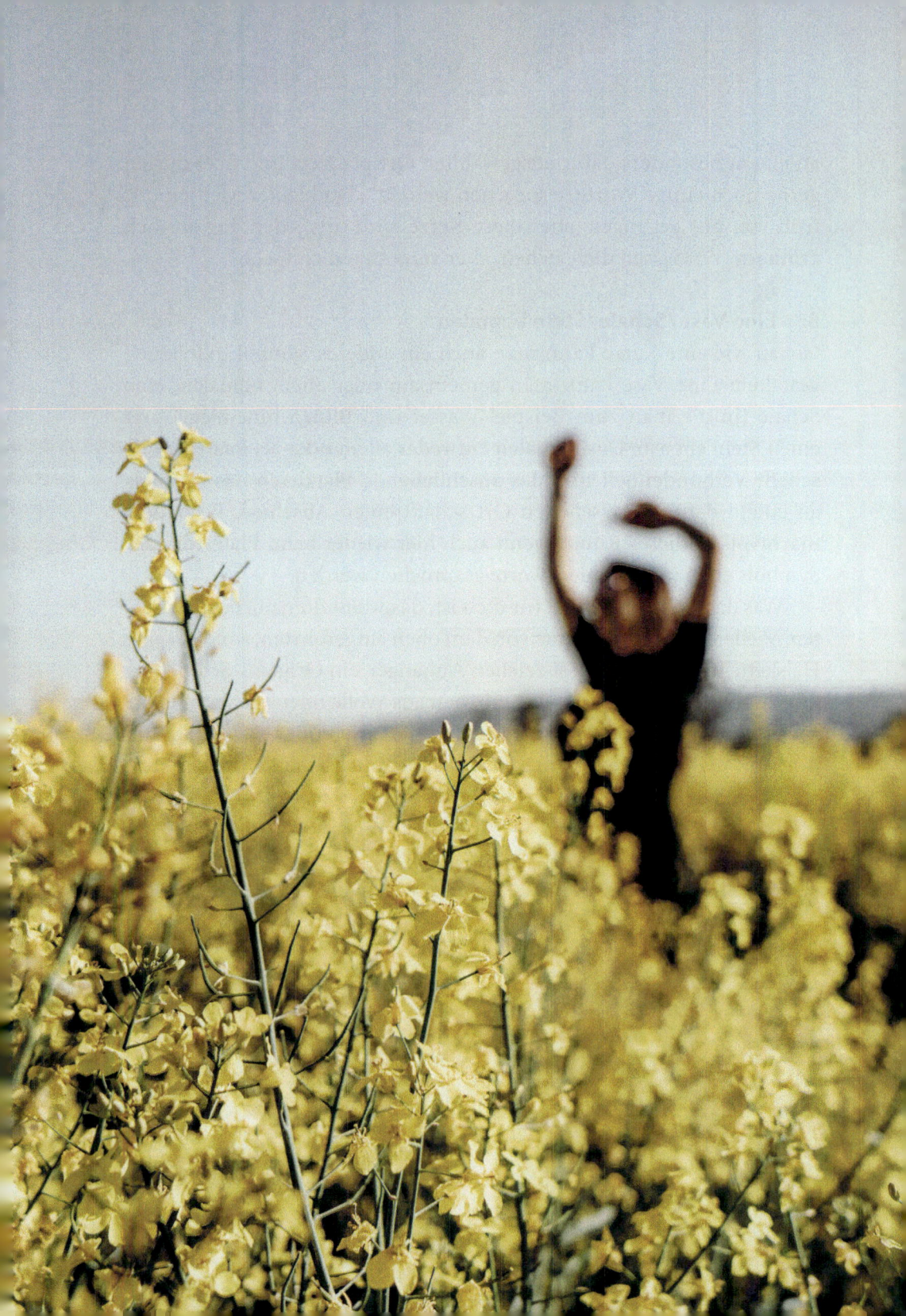

TEIL 2: ZURÜCK ZUM VERTRAUEN

Teil 2: Zurück zum Vertrauen

Nach einer Fehlgeburt fühlen wir uns häufig erst einmal leer. Uns wurde ja auch etwas weggenommen, etwas, das ein großes Loch hinterlassen hat. Dieses Loch füllen wir meistens schnell mit Gefühlen von Angst, Frust, Wut, und Zweifeln – und diese gilt es, dann wieder zu heilen. Je nachdem, wie tief das Loch in uns ist, müssen wir ganz schön viel graben, um all die negativen Gefühle hervorzuholen und zu heilen. Bei einigen geht es schneller, bei anderen dauert es länger. Aber es bedarf für jeden von uns einige Zeit und Energie, um den Verlust zu verarbeiten. Und verarbeiten möchten wir. Denn wenn wir heilen, können wir wieder vertrauen und unser Leben – egal, ob mit oder ohne Baby – vollends genießen und feiern. Vertrauen ist, was unser Leben leicht und fröhlich und auch eine mögliche Folgeschwangerschaft so viel leichter und einfacher macht. Egal, ob wir nun wieder schwanger sind oder davon erst einmal noch gar nichts wissen wollen, so hilft das Vertrauen in uns selbst und in das Leben, unseren Alltag mit mehr Leichtigkeit zu bestreiten, Ziele spielerischer zu erreichen und unsere Partnerschaft mehr zu genießen.

Sind wir voller Vertrauen schwanger, können wir unsere Schwangerschaft genießen und sie mit positiven Gefühlen der Freude und Liebe aufladen, anstatt sie in Angst und Anspannung zu verbringen. Du wirst sicherlich schon einmal gehört haben, dass dein Baby im Bauch alles wahrnimmt, was du fühlst. Damit möchte ich dir nun nicht sagen, dass du jetzt aber bitte mal immer happy sein sollst, damit dein Baby happy ist. Nein, ich möchte dir genau diesen Druck nehmen und dir sagen: Du darfst in genau der Zeit heilen, in der du heilen möchtest und dir genau die Zeit nehmen, die du brauchst. Du darfst genau die Erfahrungen machen, die du machen möchtest. Und wenn du heilen möchtest – und davon gehe ich aus, weil du dieses Buch bis zu dieser Seite gelesen hast – dann wirst du das auch können. Du darfst dir dafür Zeit nehmen. Du darfst auch rückfällig werden. Du darfst auch schlechte Tage haben. Alles ist okay, alles ist gut. Bloß darfst du auf der anderen Seite auch stets erkennen, dass Heilung möglich ist! Dass es möglich ist, zu vertrauen. Dass es möglich ist, voller Leichtigkeit zu sein. Wenn du die Tür in diese Richtung bloß einen ganz kleinen Spalt öffnest, so werden dir die Tools auf den folgenden Seiten helfen können, diesen Spalt immer weiter aufzumachen – so weit, bis all das Vertrauen in dich, in deinen Körper, in das Leben und das große Ganze mit voller Wucht hineinscheinen kann!

Tools

In den folgenden Kapiteln stelle ich verschiedene praktische Ideen zusammen, die dir helfen können, wieder ins Vertrauen zu finden. Ich nenne sie „Tools", also Werkzeuge. Werkzeuge, die du regelmäßig im Alltag oder nach Bedarf nutzen kannst. Ich habe einige Tools zusammengestellt, sodass du eine Auswahl hast. Ich empfehle dir, sie alle einmal auf dich wirken zu lassen und zu beobachten, welches dich am ehesten anspricht. Dann probiere es einfach aus. Schau, wie es dir damit geht. Und dann probiere vielleicht noch ein zweites oder ein drittes Tool aus. Manchmal ist dir vielleicht eher danach, mit Affirmationen zu arbeiten und manchmal willst du dich in die Natur zurückziehen, weil du spürst, dass das in diesem Moment das Richtige ist, um zurück zu dir und dem Vertrauen in dich selbst zu finden. Versteife dich nicht auf der Suche nach dem richtigen Tool, sondern gehe mit deiner Intuition. Wir sind alle unterschiedlich und manche Dinge funktionieren bei der einen besser als bei der anderen. Und selbst bei einer Person kann an manchen Tagen das eine besser wirken als das andere. Ich selbst nutze alle diese Tools, aber immer nach Bedarf. Manchmal habe ich ein riesiges Bedürfnis danach, jeden Morgen Morgenseiten zu schreiben und dann, nach vielleicht einem Monat, habe ich einfach keine Lust mehr. Dafür möchte ich dann plötzlich wieder mehr meditieren. Ich erlaube mir, mich davon frei zu machen, etwas tun zu „müssen" und mache, was sich gerade richtig anfühlt. Wichtig ist nur, überhaupt irgendwas zu machen! Ich nehme mir jeden Tag bewusst Zeit für mich und die Arbeit mit mir selbst: manchmal morgens nach dem Aufwachen, manchmal am Abend. Aber 15 Minuten bekomme ich immer irgendwie unter. Diese 15 Minuten nutze ich für meine Tools – und das würde ich auch dir empfehlen. Wenn aus den 15 Minuten bald zweimal 15 Minuten werden, dann ist das super! Und wenn du noch mehr machen willst, ist das auch toll. Aber gehe die Dinge langsam an, überstürze nichts und wachse in deine Tools hinein.

Bei allen hier aufgeführten Tools geht es im Groben darum, sich seiner selbst besser bewusst zu werden, sich selbst besser zu verstehen und zu erkennen, dass man nicht einfach nur die eigenen Gedanken und Gefühle ist, sondern das Bewusstsein dieser Gedanken und Gefühle. Das Bewusstsein, das die Gedanken und Gefühle beobachtet. Dadurch kannst du erkennen, dass du deinen Gedanken und Gefühlen nicht ausgeliefert bist. Es liegt in deiner Hand, jederzeit einen Schritt zurückzugehen, aus den Gedanken und Gefühlen aussteigen, die dich belasten, und stattdessen neue, positive Gedanken und Gefühle zu wählen. Durch diese Erkenntnis fällt es mit der Zeit immer leichter, mit traurigen Emotionen umzugehen und sich selbst in einem anderen Licht zu betrachten: voller Liebe und Empathie. Diese Veränderungen im Bewusstsein entfalten sich allerdings nicht von heute auf morgen, sondern langsam. Sie sind subtil und sie brauchen Zeit. Veränderungen kommen in winzigen Schritten und oft merkt man sie erst dann, wenn man nach einer Weile zurückschaut. Beim Begriff „Geduld" zucken viele zwar erst einmal zusammen, weil geduldig sein einfach nicht ihre Stärke ist, aber Heilung braucht Zeit. Veränderungen brauchen Zeit. Vertrauen zu entwickeln, braucht Zeit. Und jeder kleine Schritt bringt uns dem näher. Die Reise hin zum Vertrauen, zur Selbstliebe, zu einem Leben in Fülle und Freude hört für die meisten von uns niemals auf. Wir Menschen entwickeln uns immer weiter. Jeden Tag machen wir uns wieder etwas bewusst, lernen etwas Neues über uns und unsere Umwelt und wachsen dadurch jeden Tag ein Stückchen weiter.

Ich möchte vorab ein wenig über meinen eigenen Weg erzählen, damit du besser verstehst, warum ich mich ausgerechnet für diese Tools entschieden habe und wie sie mir geholfen haben.

Vor einigen Jahren war mir viel von dem, was ich heute über mich weiß, nicht bewusst. Darum habe ich meine Trauer, meine Wut oder meinen Frust sehr häufig nicht verstanden. Ich stand damit allein da und wusste nicht, wohin damit. Dadurch, dass ich meine Gefühle nicht verstehen konnte und mich selbst mit diesen Gefühlen identifiziert habe, fiel es mir schwer, mit ihnen umzugehen. Dann fing ich an, mit meinen Gefühlen und Gedanken zu arbeiten. Ich fing an, sie aufzuschreiben und begriff im Prozess des Schreibens, was eigentlich tatsächlich in mir vorgeht. Ich begriff auf einmal, dass meine Wut über den Umgang mit Fehlgeburten in dieser Gesellschaft daher rührte, dass ich selbst Angst davor hatte, auf Grund meiner Fehlgeburten nicht mehr geliebt zu werden. Und ich war wütend auf eine Gesellschaft, in der ich ein solches Gefühl überhaupt bekommen kann. Offensichtlich wurde mir durch die Gesellschaft irgendwie mitgeteilt, dass ich nicht „gut genug" bin, wenn ich eine Fehlgeburt habe und das machte mich wütend. Und die Wut kam daher, dass ich Angst hatte – Angst davor, nicht geliebt zu werden. Diese Erkenntnis kam mir, als ich anfing zu schreiben. Mit dieser Erkenntnis konnte ich weiterarbeiten. Ich fing an, mit Affirmationen zu arbeiten, und merkte plötzlich, wie ich bei manchen Affirmationen innerlich zusammenzuckte und mein Inneres sprach: „Das glaube ich nicht!" Zum Beispiel, wenn ich mir selbst sagte: „Ich liebe mich genau so, wie ich bin." Ich nahm dieses Zucken wahr und merkte: Da ist etwas, womit ich weiterarbeiten kann. Ich fing an, zu meditieren und machte bewusst Meditationen und Fantasiereisen, in denen ich mir selbst Liebe entgegenbrachte – und ich merkte, wie mich das aufwühlte. Ich spürte: Hier bin ich auf dem richtigen Weg, hier ist noch viel mehr möglich. Und so ging ich weiter auf diesem Weg und verstand von Tag zu Tag besser, wer ich bin, wer ich sein möchte und was ich tun kann, damit es mir gut geht. Erst fand ich mich selbst merkwürdig: Warum hatte ich Angst, nicht geliebt zu werden? Das ist doch albern: Mein Mann liebte mich doch sehr. Das sagte er mir ständig. Aber ich verstand, dass es Teile in mir gab, die die Dinge anders sahen. Ich verstand auch, diese Teile bewusst wahrzunehmen und in der Meditation oder beim Schreiben mit ihnen zu arbeiten. Und sie so zu heilen. Ich verstand mit der Zeit auch, dass ich gar nicht so merkwürdig bin: Es gibt tatsächlich eine riesengroße Menge Menschen da draußen, die Angst haben, nicht geliebt zu werden – und das ist okay. Es ist vollkommen okay, diese und andere Gefühle zu haben. Und wenn man in der Lage ist, sie wahrzunehmen und sie anzuerkennen, dann ist man auf dem richtigen Weg: auf dem Weg zur Heilung, zur Selbstliebe, zum Vertrauen. Es ist ein schöner Weg. Manchmal ist er traurig. Zum Beispiel dann, wenn man erkennt, woher die eigene Angst kommt – aus Erfahrungen in der Kindheit oder Pubertät oder auch später im Leben, aus Situationen, die einen verletzt haben, aus traumatischen Situationen, aus einer Fehlgeburt. Aber was nach der Trauer kommt, ist wunderschön: Es ist Heilung und Liebe. So viel Liebe für sich selbst, die sich breitmachen darf. Auf dem Weg zurück zum Vertrauen sind Meditation, das Schreiben und Affirmationen nur ein Teil der Strecke. Ich habe auch viel mit Mantras gearbeitet: im Singsang wiederholte Sätze gaben – und geben – mir immer dann Kraft und positive Energie, wenn ich sie gerade brauche. Ein wunderschönes Tool, welches ich immer bei Bedarf und meist spontan anwende. Ein weiteres Tool, welches mir sowohl nach meinen Fehlgeburten als auch in meiner Folgeschwangerschaft sehr geholfen hat, ist es, sich mit Mutter Natur zu verbinden: rauszugehen in den Wald oder an den Strand bringt sofortige Abhilfe bei Stress, Panik oder Zweifeln. Und dann habe ich mich außerdem im Laufe der letzten Jahre mit Aromatherapie beschäftigt und war beeindruckt davon, wie wir unsere Hormone mit natürlichen Duftstoffen beeinflussen können. Sowohl Stress- als auch Angst-Hormone kann man so ganz gezielt reduzieren. Aber auch dazu mehr im entsprechenden Kapitel.

Alle hier aufgeführten Tools kann man allein und ohne Hilfe nutzen. Man braucht praktisch kein Geld (höchstens, um ein ätherisches Öl oder einen Schreibblock zu kaufen) und keinen Lehrer. Das war mir wichtig, denn nicht jede Frau, die unter den Nachwirkungen einer Fehlgeburt leidet, hat die finanziellen Mittel, eine private Gesprächstherapie zu beginnen, eine EFT-Klopftherapie zu machen oder sich ein Ticket für einen Selbstliebe-Workshop zu buchen. All diese Dinge sind großartig und sehr wertvolle Hilfen hin zu mehr Vertrauen. Und jedem,

dem danach ist, würde ich sowohl die Gesprächstherapie als auch die Klopftherapie als auch den Workshop ans Herz legen. Aber dennoch möchte ich mit diesem Buch die Möglichkeit schaffen, unabhängig von den eigenen finanziellen Mitteln Wege und Lösungen zu finden, um wieder zu mehr Vertrauen zu sich selbst und dem Leben zu kommen.

Ich hoffe sehr, dass die folgenden Seiten hilfreich sind und dich „empowern", wie man so schön sagt, dir also wieder deine Kraft und Energie zurückgeben, die du brauchst, um deinen Weg voller Freude und Leichtigkeit weiterzugehen!

1. Meditation und Fantasiereisen

Wenn man Angst hat, so bezieht sich diese Angst immer auf etwas in der Zukunft und wird genährt aus etwas, das in der Vergangenheit passiert ist. Hat man zum Beispiel erlebt, wie ein kleines Wesen im eigenen Bauch stirbt, so nährt diese Erfahrung die Angst, dass man in Zukunft so etwas erneut erleben könnte. Angst bezieht sich aber nur in den seltensten Fällen auf etwas, das *jetzt* in diesem Moment ist. In aller Regel haben wir Angst vor Dingen, die *jetzt* gerade *nicht* sind. Wenn wir es also schaffen, ganz einfach im Moment zu bleiben, so können wir uns von der Angst befreien. Denn *jetzt* in diesem Moment geht es uns gut: Das Baby in unserem Bauch lebt *jetzt* gerade, wir sind *jetzt* gerade in einer friedlichen Umgebung und in Sicherheit, *jetzt* gerade ist alles gut. Im Moment zu leben, ist allerdings oft gar nicht so einfach. Unsere Gedanken rasen in einer wahnsinnigen Geschwindigkeit zwischen der Vergangenheit und einer möglichen Zukunft hin und her und können uns durchaus verrückt machen. Das muss aber nicht sein. Meditation hilft uns dabei, im Jetzt zu bleiben, unsere Gedanken zu beruhigen und uns frei zu machen von der Angst vor dem, was in Zukunft passieren könnte. Und desto öfter wir diese Erfahrung machen, desto leichter fällt es uns, uns aus Situationen der Angst herauszuziehen und uns zurück in die Gegenwart zu bringen.

In der Meditation nehmen wir einen Standpunkt jenseits der Gedanken ein und lernen dadurch, unsere Gedanken zu kontrollieren. Dadurch merken wir: Wir sind nicht unsere Gefühle und Gedanken. Wir sind einfach unser Bewusstsein davon. Wir können wahrnehmen, dass Gedanken und Gefühle von Angst kommen. Wir können uns diese bewusstmachen und dennoch müssen wir uns nicht davon beherrschen lassen. Denn wir lernen in der Meditation, die Gedanken vorüberzie-hen zu lassen. Es ist okay, dass sie da sind, diese Gefühle und diese Ge-danken. Aber das heißt nicht, dass wir uns ihnen hingeben müssen. Wir haben die Kontrolle über unsere Gefühle und über unsere Gedanken und durch die regelmäßige Meditation lernen wir immer besser, sie zu kontrollieren. Kommt die Angst in der Meditation zu uns, so können wir sie liebevoll anerkennen und uns ihrer bewusstmachen – und dann lassen wir sie vorbeiziehen wie eine Wolke und konzentrieren uns wie-der auf den Moment und das, was jetzt gerade ist.

Meditation ist eine natürliche Praxis, die seit Jahrtausenden auf der Welt angewandt wird. Es gibt entsprechend der weltweiten Verbreitung und der ursprünglich religiösen Anbindung verschiedene Meditations-techniken und entsprechende Schulen. Sie haben jedoch alle das gleiche Ziel: den Geist von alten Mustern unserer Wahrnehmung, unseres Den-kens, Fühlens und Verhaltens zu befreien, die eventuell dazu führen kön-nen, dass wir uns selbst immer wieder inneres Leiden (Angst) schaffen.

Welche Art der Meditation für dich am besten funktioniert, hängt von deinen bisherigen Erfahrungen und deinem Sein ab: Es gibt Geh-meditation, Sitzmeditation, Fantasiereisen und vieles mehr. Ich möchte dir ein paar Möglichkeiten vorstellen. Vielleicht helfen sie dir, vielleicht ist aber auch eine ganz andere Meditation für dich richtig. Denn auch Malen, auf das Meer schauen oder Abwaschen können als Meditation dienen, sofern wir dabei ganz im Moment sind und an nichts weiter denken als die Farben auf der Leinwand, die Wellen auf dem Meer oder das warme Waschwasser auf unserer Haut.

Fantasiereisen und Meditation gehen Hand in Hand und sind doch unterschiedlich. Fantasiereisen sind geführte Meditationen: Indem wir sitzend oder liegend einer Stimme lauschen und ihren Anweisungen folgen, werden wir weniger von eigenen Gedanken abgelenkt und gera-ten leichter in einen Zustand aufmerksamer Offenheit und Akzeptanz. Wir können uns eigenen inneren Bildern öffnen und uns vorschneller Bewertungen enthalten. Wir machen neue Erfahrungen und erforschen unser Inneres auf eine bisher ungekannte Weise. In der Fantasiereise können wir uns gezielt in einen Zustand lenken, der Zugang zum Unterbewusstsein ermöglicht. Die Übergänge zwischen Fantasiereisen und Meditation sind, wie gesagt, fließend. Man kann allerdings sagen, dass der entscheidende Unterschied darin besteht, dass man in Fantasiereisen mit der eigenen Fantasie arbeitet. Dabei bleibt dein Fokus auf etwas gelenkt wie zum Beispiel eine schöne Landschaft, durch die du während der Reise spazierst. Dein Fokus bleibt also auf etwas gerichtet, das deiner Fantasie entspringt und du kannst so auf dein Unterbewusstsein zugreifen und dir Botschaften, Ratschläge oder einfach Vertrauen aus deinem Unterbewusstsein ziehen. Anders ist es in der Meditation. Hier atmest du einfach und lässt los. Du machst dich ganz frei und leer. Für manche ist diese Art der Meditation zunächst schwieriger, weil man weniger hat, woran man sich „festhalten" und worauf man seinen Fokus richten kann. Für viele ist es daher besonders erfüllend, zunächst mit Fantasiereisen zu beginnen, um das Thema „Meditation" im Großen und Ganzen und sich selbst dabei kennenzulernen. Hat man erst einmal eine Routine entwickelt und weiß (dadurch, dass man es immer und immer wieder erlebt hat), dass man es schafft, sich entsprechend zu konzentrieren, so kann man die eigene Meditationspraxis stets ausbauen.

Für alle Meditationen gilt stets, dass man sich selbst nicht beurteilen oder analysieren sollte, sondern stattdessen liebevoll annehmen, sich selbst bewusst wahrnehmen, im Hier und Jetzt sein und interessiert beobachten, anstatt zu bewerten.

Beispiele für Fantasiereisen

Möchtest du ein schlechtes Gefühl loslassen? Deine Angst, deine Scham, deine Wut oder deine Trauer? Dann probiere gerne die erste Fantasiereise aus, die ich hier für dich aufgeschrieben habe. Die zweite Fantasiereise kann hilfreich sein, wenn du eine konkrete Antwort auf eine Frage in deinem aktuellen Leben suchst. Zum Beispiel: „Was hilft mir jetzt, wieder zu mir zu finden?", oder: „Was kann ich tun, um meine Partnerschaft zurück zu Liebe und Harmonie zu bringen?", oder: „Was fehlt mir gerade?"

Nimm dir circa 15 Minuten Zeit für diese Fantasiereisen, mache jeden Schritt in Ruhe, lasse dich ganz in deine Fantasie hineingleiten und erlaube dir, dich in deiner Fantasiewelt zu verlieren – bis du am Ende der Reise wieder zurückkehrst. Am schönsten ist es, wenn du dir die Fantasiereise von jemandem vorlesen lässt, zum Beispiel von deinem Partner, deiner Mutter oder einer lieben Freundin.

Falls du lieber allein eine Fantasiereise machen möchtest, so gibt es unter anderem auf Youtube viele geführte Meditationen und Fantasiereisen. Dort kannst du auch nach genau den Themen suchen, die für dich gerade wichtig sind: Fantasiereisen für mehr Selbstvertrauen, für mehr Selbstliebe, für mehr Ruhe und Balance, etc.

Die beiden hier aufgeführten Beispiele können ein Anfang sein, um dann deine eigene Meditationspraxis aufzubauen und mit den Elementen zu füllen, die du brauchst, um glücklich zu sein.

Beispiel 1: Das Boot

Setze dich bequem hin, lass deinen Rücken gerade sein und deinen Atem kommen und gehen. – Beobachte deinen Atem, wie er kommt und geht, ganz von allein. – Und dann stell dir vor, du bist auf einer wunderschönen wilden Wiese. – Sieh alles, was es da zu sehen gibt. Nimm die Gerüche wahr, höre die besonderen Geräusche. – Lausche auch der Stille. – Und nun siehst du vor dir einen kleinen Sandweg. – Deine Füße berühren den Sand und es fühlt sich warm und gut an. – Folge diesem Weg. – Spüre den Sand unter deinen Füßen und die Wärme um dich herum. – Es geht dir sehr gut. – Du bist hier an einem friedlichen Ort. – Folge dem Weg. – Du siehst einen Fluss und gehst auf ihn zu. – Nun stehst du an dem Fluss, das Wasser treibt an dir vorbei. – Hier und da siehst du einzelne kleine Wellen. – Auf der gegenüberliegenden Seite siehst du Bäume, die Äste schaukeln sanft im Wind. – Was für ein friedlicher, wunderschöner Ort. – Der blaue Himmel, die grünen Bäume, das Wasser, das den Himmel spiegelt, die grüne Wiese, auf der du stehst und die kleinen Blumen hier und da. – Nun stellst du fest, dass du ein kleines Boot in der Hand hältst. – Es ist ein kleines weißes Boot aus Holz. – Du schaust dieses Boot an und du weißt, es kann etwas von dir davontragen, etwas, das du loslassen willst. – Dir fällt nun ein, welches Gefühl du heute gerne ziehen lassen möchtest. Vielleicht ist es Angst. Vielleicht ist es Trauer. Vielleicht ist es Wut. Vielleicht ist es etwas ganz anderes. – Du nimmst dieses Gefühl nun wahr. – Du sagst deinem Gefühl: Du hast mich bis hierher begleitet, aber jetzt brauche ich dich nicht mehr, meine Angst/Wut/Trauer/Scham. Du darfst nun mit diesem kleinen Boot über den Fluss davonfahren. – Nun gehst du nahe an den Fluss heran und kniest dich hin. – Du nimmst das kleine Boot und du spürst, deine Angst/Wut/Trauer/Scham ist nun in diesem Boot. – Du nimmst deutlich wahr, wie dein Gefühl nun in dem kleinen Holzboot ist. – Und nun nimmst du das Boot und lässt es ins Wasser gleiten. – Die Strömung nimmt dein Boot langsam mit und es fließt den Fluss entlang. – Du schaust ihm hinterher und du spürst, wie sich deine Angst/Wut/Trauer/Scham immer weiter entfernt. – Du fühlst dich plötzlich ganz frei, ganz leicht. – Es fühlt sich gut an, so ohne dieses Gefühl. – Ganz leicht und frei gehst du nun wieder zurück. – Und kommst wieder hierher zurück in den Raum. – Bewege deine Hände und deine Füße. – Und sei wieder hier, erfrischt und wach.

Beispiel 2: Die weise Person

Setze dich bequem hin, lass deinen Rücken gerade sein und deinen Atem kommen und gehen. – Beobachte deinen Atem, wie er kommt und geht, ganz von allein. – Und dann stelle dir vor, du bist in einem wunderschönen, lichten Wald. – Sieh alles, was es da zu sehen gibt. Nimm die Gerüche wahr. – Höre die besonderen Geräusche. – Lausche auch der Stille. – Und nun siehst du vor dir einen kleinen Sandweg. – Deine Füße berühren den Sand und es fühlt sich warm und gut an. – Folge diesem Weg. – Spüre den Sand unter deinen Füßen und die Wärme um dich herum. – Es geht dir sehr gut. – Du bist hier an einem friedlichen Ort. – Folge dem Weg. – Gehe bis zu einem wunderschönen Platz, an dem du dich hinsetzen möchtest. – Setze dich auf einen Stein. – Mache es dir hier bequem und nimm alles um dich herum wahr. – Nun siehst du aus der Ferne jemanden auf dich zukommen. – Du spürst, dass es gut ist. –

ust dich auf diese Person. – Und es spielt keine Rolle, ob du diese Person schon kennst oder erst jetzt kennenlernst. – Es ist eine liebevolle und weise Person. – Und du weißt, dass du dieser Person eine Frage stellen darfst. – Die Person steht nun vor dir, lächelt dich an und die Sonne strahlt auf euch beide herab. – Ihr beide scheint im Licht der Sonne und es funkelt wunderschön um euch herum. – Schaue dir die Person an und dann frage sie. – Und lass dich überraschen, ob du die Antwort jetzt gleich oder erst später erhältst. – Vielleicht bekommst du auch einen Gegenstand von der Person in die Hand gedrückt. – Oder einen Satz oder ein Bild, das dir jetzt erscheint. – Du darfst es annehmen und es fühlt sich gut an. – Bedanke dich bei der Person. – Lächelt euch noch einmal an. – Vielleicht möchtest du die Person auch in den Arm nehmen. Dann tu dies. – Und nun verabschiede dich von dieser Person. – In der Gewissheit, dass du sie jederzeit wieder besuchen kannst an diesem besonderen Ort. – Und dann, ganz allmählich und in deinem eigenen Tempo gehst du wieder den kleinen Sandweg entlang zurück. – Und kommst wieder hierher zurück in den Raum. – Bewege deine Hände und deine Füße. – Und sei wieder hier, erfrischt und wach.

Nun möchte ich dir noch vier weitere Meditationspraktiken vorstellen. Vielleicht sprechen dich alle vier an, vielleicht möchtest du mit einer der vier beginnen und deine Praxis später weiter ausbauen. Lies dir die Möglichkeiten einfach durch und lasse sie auf dich wirken und dann: Fang an.

Pausemeditation

Eine der kraftvollsten Formen der Meditation ist für mich das, was ich die *Pausemeditation* nenne. Sie ist meiner Meinung nach auch die perfekte Art und Weise, um sich mit dem Meditieren vertraut zu machen und in das Thema einzusteigen. Das Tolle an der Pausemeditation ist, dass man sie immer und überall machen kann und sie nur sehr wenig Zeit beansprucht. In der Pausemeditation machen wir ganz einfach: Pause! Wir pausieren für einen kurzen Moment das, was wir gerade tun und konzentrieren uns für zehn Sekunden auf unseren Atem, auf uns. Wir schließen einfach zehn Sekunden lang die Augen und sind einfach nur da. Oder wir betrachten zehn Sekunden lang etwas: die Spiegelung in einer Pfütze, einen Grashalm, das Meer, die Spüle. Halte beim Abwaschen zehn Sekunden inne, schau dir das Wasser an, schau dir den Schaum an. Sieh in das Wasser hinein, verbinde dich mit dem Wasser. Mach einfach zehn Sekunden Pause – und schenke diesem kurzen Moment Wertschätzung. Nach zehn Sekunden machst du einfach weiter. Vielleicht willst du einmal blinzeln oder mit den Fingern schnippen, um dich wieder zurück in die Realität zu bringen, und dann sei einfach wieder da.

Du kannst dich heute dafür entscheiden, einfach jeden Tag sechs Mal kurz eine Pause zu machen – nur für zehn Sekunden. Sechs Mal zehn, das sind sechzig Sekunden. Eine Minute am Tag. Und du wirst sehen, es wird sich etwas in deinem Leben ändern! Damit du nicht vergisst, jeden Tag sechs Mal zehn Sekunden Pause zu machen, kannst du den Wecker auf dem Handy stellen. Jedes Mal, wenn die Erinnerung auf dem Handy leise piept oder aufblinkt, weißt du: Jetzt ist kurz Pause. Egal, was du gerade machst: beim Arbeiten, beim U-Bahn fahren, beim Putzen, beim Opernbesuch. Zehn Sekunden hat man immer und überall. Irgendwann, wenn dein Handy anzeigt, dass es Zeit ist, wirst du schon ganz von selbst abschalten und dein Atem wird sich ganz von allein kurz beruhigen. Diese kleinen Pausen sind so simpel und dennoch so wirksam! Irgendwann wirst du den Wecker dann gar nicht mehr brauchen. Die Pausen kommen von ganz allein und bringen dir Ruhe in den Alltag. Sie nehmen Angst und Stress und bringen dich sechs Mal am Tag zurück zu dir selbst.

Die Pausemeditation ist auch ideal, um sich langsam auf andere Meditationen vorzubereiten. Wenn du die Pausemeditation eine Weile praktizierst, wirst du bald das Verlangen spüren, länger als zehn Sekunden in der Pause zu verweilen: vielleicht erst eine Minute, dann vielleicht fünf Minuten und ehe du dich versiehst, willst du von dir aus jeden Tag 15 Minuten ruhig auf einem Stuhl sitzen und einfach nur sein.

Sich so an das Meditieren heranzutasten, finde ich aus meiner persönlichen Erfahrung sehr viel erfüllender als direkt mit einer 30-minütigen Meditation zu starten und dann eventuell frustriert zu sein, weil es einfach nicht klappt, wie man es sich vorgestellt hat.

Gehmeditation
Gehen als Meditation? Ja, denn bei der Meditation geht es um Achtsamkeit und Achtsamkeit können wir sowohl sitzend als auch gehend praktizieren. Eine Gehmeditation ist eine wundervolle Art der Meditation, die wir ebenfalls fast immer und überall praktizieren können. Denn wenn wir eine Gehmeditation machen, so tun wir eigentlich nichts besonders: Wir gehen und wir atmen. Dadurch wird diese Meditation zur idealen Alltagsmeditation. Immer wenn wir spüren, dass sich Panik anbahnt, dass wir aus dem Konzept geraten, dass wir unausgeglichen werden, immer dann können wir aufstehen und losgehen – und dabei auch loslassen. Die Gehmeditation bringt uns wieder in Balance.

Im Grunde funktioniert die Gehmeditation wie jede andere Meditation auch: Es geht um das bewusste Wahrnehmen des gegenwärtigen Augenblicks. Während wir konzentriert gehen und dabei achtsam auf unseren Atem und unsere Schritte achten, sind wir einfach im Hier und Jetzt. Es gibt nur eine Zeit: Jetzt! Und es gibt nur einen Ort: Hier! So ist kein Platz für die Angst vor der Zukunft oder die Trauer über die Vergangenheit. Hier und Jetzt ist alles gut. Hier und Jetzt spürst du deine Beine, deine Füße, den Wind in deinem Gesicht. Und das ist alles, was ist.

Wir gehen bei der Gehmeditation langsam und ruhig und je langsamer wir gehen, desto besser können wir uns wahrnehmen, unseren Körper wahrnehmen, unsere Umwelt wahrnehmen. Wie ist der Boden beschaffen, auf dem wir gehen? Wie verlagert sich das Gewicht bei jedem Schritt von einer Körperhälfte auf die andere? Wie spannen sich unsere Muskeln an und lockern sich wieder? Wie fühlt sich der Moment an, an dem unser Fuß den Boden berührt? Durch das bewusste Gehen und Wahrnehmen zwingen wir unseren Geist zum Stillstand.

Das Sorgenmachen, Panik-haben, Traurig-sein nimmt ab. Wir sind einfach nur da und nehmen wahr.

Es gibt verschiedene Möglichkeiten, die Gehmeditation zu praktizieren, aber immer geht es darum, sich ganz auf sich selbst beziehungsweise etwas in der Umwelt zu konzentrieren. Letztendlich kann man sich genauso gut bei einem Spaziergang am Strand auf das Hier und Jetzt konzentrieren, wie, wenn man vor einem Baum steht und sich ganz genau die Rinde anschaut und dieses Wunderwerk der Natur komplett in sich aufnimmt. So oder so, durch die Achtsamkeit kommen wir zur Ruhe, zur Stille und zu innerem Frieden.

Hier ist eine Schritt-für-Schritt-Anleitung für eine Gehmeditation:

1. Stelle dich zunächst aufrecht hin. Bringe deinen Geist ganz bewusst zu deinem Körper. Nimm achtsam wahr, wie du stehst: wie du den Boden unter den Füßen spürst, wie du den Rücken streckst und den Kopf gerade ausrichtest. Atme. Hier und jetzt haben weder irgendwelche Probleme noch Zukünftiges oder Vergangenes etwas zu suchen, nur die Wahrnehmung des momentanen Augenblicks.

2. Dann geh los. Egal, ob zu Hause auf dem Teppich im Wohnzimmer, mit nackten Füßen im Gras oder am Strand. Wichtig ist, sich nicht von anderen Dingen ablenken zu lassen. Wenn du die Gehmeditation länger übst, wirst du irgendwann auch in einer vollen Einkaufsstraße deine Meditationspraxis anwenden können – aber fang ruhig erst einmal irgendwo an, wo es etwas stiller zugeht.

3. Beginne mit wenigen Schritten, ganz natürlich, nicht gekünstelt oder geziert, am besten barfuß. Und dann nimm ganz bewusst wahr, wie deine Füße den Boden berühren – wie fühlt es sich an? Wie fühlst du dich dabei? Jeder Schritt ist eine neue Erfahrung, die du dir bewusstmachen darfst.

4. Wirst du durch irgendetwas abgelenkt, bleib kurz stehen und betrachte das, was dich ablenkt, in Ruhe. Nimm es wahr und dann konzentriere dich wieder auf deine Atmung und gehe konzentriert weiter.

5. Nach zehn bis 60 Minuten atme noch einmal tief ein und aus und komme dann zurück in diese wunderschöne Welt.

Sitzende Achtsamkeitsmeditation

Die „klassische" Meditation, also die, an die die meisten von uns denken, wenn sie „Meditation" hören, ist die sitzende Achtsamkeitsmeditation. Sie ist wunderbar und sie kann uns zu vollkommenem Frieden führen – wie alle Meditationen! Es gibt keine „besseren" oder „schlechteren" Meditationen. Jede Praxis hat ihren Wert. Viel wichtiger als die Frage nach dem „besser" oder „schlechter" ist: Was funktioniert für dich? Was fühlt sich für dich gut an? Probiere dich aus.

Bei der sitzenden Achtsamkeitsmeditation sitzen wir, wach und aufrecht und im Moment präsent, und konzentrieren uns auf unseren Atem. Wir können dabei auf einem Stuhl sitzen oder auf einem Meditationskissen – wichtig ist, dass wir wach sind. Deswegen ist es nicht unbedingt ratsam, im Liegen zu meditieren. Für manche funktioniert es gut, aber ich persönlich schlafe bei der Achtsamkeitsmeditation im Liegen regelmäßig ein. In der Meditation achten wir sowohl auf unseren Brustkorb als auch auf unseren Bauch, die sich beim Ein- und Ausatmen bewegen, und auf das Gefühl, das durch die Atemluft im Körper erzeugt wird. Wir können uns auch auf die Pause konzentrieren, die zwischen dem Ein- und dem Ausatmen entsteht und diese ganz bewusst wahrnehmen. Oder wir konzentrieren uns auf den Lufthauch, den wir auf der Nasenspitze fühlen, wenn wir Luft einsaugen oder ausatmen. Auch wenn du den Fokus nun auf deinen Atem richtest, so wird es wahrscheinlich früher oder später passieren, dass du Gedanken oder Gefühle wahrnehmen wirst – und dass du für einen Moment vergisst, deinen Atem zu beobachten. Das ist völlig okay und normal. Verurteile dich dafür nicht. Es passiert uns allen, versprochen. Das Wichtige ist viel eher, dass du merkst, dass deine Gedanken abgeschweift sind und du dir dies bewusstmachst. Bring deine Aufmerksamkeit dann ganz einfach wieder liebevoll zurück zu deinem Atem. Die ersten Male wird es dich viel Anstrengung kosten und vielleicht schwierig sein, aber mit jedem Mal wird es leichter und leichter.

Hier noch eine einfache Schritt-für-Schritt-Anleitung für die sitzende Achtsamkeitsmeditation:

1. Stelle dir einen Timer auf deinem Handy oder Wecker – du kannst zehn, 20 oder 30 Minuten meditieren. Oder noch viel länger, wenn dir danach ist. Wenn du einen Timer hast, musst du dich während der Meditation nicht ständig fragen, wie viel Zeit wohl bereits vergangen ist.

2. Setze dich bequem hin. Entweder auf den Boden oder auf einen Stuhl. Setze dich aufrecht hin, mit geradem Rücken, aber bequem.

3. Lege deine Arme auf deinen Oberschenkeln ab, so wie es sich am natürlichsten für dich anfühlt. Du kannst die Handflächen nach oben legen, wenn es sich für dich gut anfühlt.

4. Richte nun deinen Blick auf etwas im Raum beziehungsweise in deiner Umgebung. Blicke sanft darauf. Das kann ein Bild sein, die Wellen des Meeres, ein Baum, die Wolken am Himmel … Fang nun an, dich zu entspannen und lasse deinen Blick weiter auf das Objekt gerichtet, ohne es zu fokussieren.

5. Atme tief durch die Nase ein und durch den Mund aus. Wiederhole das drei bis vier Mal und schließe nun deine Augen.

6. Nun fängst du an, deine Aufmerksamkeit auf deinen Atem zu lenken. Atme ganz natürlich. Spüre, wie der Atem kommt und geht.

Wie fühlt sich das an? Merkst du den Luftstrom an der Nasenspitze? Wie fühlt sich die Pause zwischen Ein- und Ausatmen an? Wie hebt sich die Bauchdecke? Wie fühlt sich dein Brustkorb an?

7. Wenn du merkst, dass deine Gedanken vom Atem abschweifen, bringe deine Aufmerksamkeit liebevoll wieder zurück. Verurteile dich nicht, bewerte den Gedanken nicht, nimm ihn einfach wahr und lass ihn vorbeiziehen. Es ist normal, dass Gedanken kommen und gehen. Nimm sie wahr und kehre zu deiner Meditation zurück. Sei liebevoll im Umgang mit dir und deinen Gedanken.

8. Nach zehn bis 30 Minuten öffnest du deine Augen wieder. Richte deinen Blick wieder liebevoll auf das Bild, das Meer, die Wolken am Himmel oder was du dir ausgesucht hat und halte noch einen Moment inne. Nimm die Geräusche um dich herum wahr, spüre deinen Körper. Wie geht es dir jetzt? Nun recke und strecke dich und komme zurück in deinen wunderschönen Alltag.

Chakra-Meditation

Hast du schon einmal von den Chakren gehört? Das Wort „Chakra" ist indischen Ursprungs und heißt auf Deutsch „Rad" oder „Kreis". Damit ist die Energie gemeint, die im Körper zirkuliert. Es gibt insgesamt sieben Zentren im Körper, in denen sich laut der Chakra-Lehre viel Energie sammelt und die zum Beispiel bei Traumata blockieren können. Ist ein Chakra blockiert, kann es körperliche oder emotionale Unausgeglichenheit auslösen und dazu führen, dass man zum Beispiel in seiner Angst „feststeckt" oder zum Beispiel plötzlich Rückenschmerzen entwickelt, die erst verschwinden, wenn das Trauma geheilt ist. Daher kann meiner Meinung nach die Chakra-Meditation einen wesentlichen Beitrag leisten, wenn es darum geht, Blockaden, Krankheiten und Traumata aufzulösen. Das Wissen um die Chakren ist sehr alt. Erste Anleitungen zur Aktivierung der verschiedenen Chakren findet man bereits in den Upanishaden, den uralten heiligen Schriften Indiens, die um 500 v. Chr. verfasst wurden. Arbeitet man regelmäßig mit den Chakren, so können sich Blockaden lösen und das Wohlbefinden kann sich merklich erhöhen.

Es gibt verschiedene Möglichkeiten zum Arbeiten mit den Chakren. Hier stelle ich eine einfache Meditation vor, bei der man mit der Aufmerksamkeit nacheinander durch alle Chakren geht. So werden diese harmonisiert und ins Gleichgewicht gebracht.

Anleitung zur Chakra-Meditation

Setze dich für die Meditation bequem auf einen Stuhl oder ein Meditationskissen. Um in einen entspannten Zustand zu gelangen, nimm zu Beginn deinen ganzen Körper wahr, wie er ruhig sitzt, und atme ein paar Mal tief ein und aus. Du kannst dich auch in Rückenlage legen, deine Arme locker neben deinem Körper, deine Handinnenflächen nach oben gerichtet – je nachdem, was sich für dich gut anfühlt.

1. Konzentriere dich nun als Erstes auf deinen Dammbereich – hier sitzt das Wurzel-Chakra. Während du ausatmest, lässt du alle Spannungen in diesem Bereich los. Jetzt stelle dir ein tiefrotes Licht im Beckenboden vor, das sich mit jedem Einatmen ausbreitet. Nimm wahr, wie sich das Licht ausbreitet und spüre dabei deine Verbindung zur Erde. Die Erde, die dir Stabilität und Sicherheit gibt.

2. Konzentriere dich nun auf dein Sakral-Chakra – das liegt etwa eine Handbreit unter dem Bauchnabel. Nun lenkst du mit jedem Atemzug die Energie in dieses Energiezentrum. Stelle dir ein orangefarbenes, wärmendes Licht vor, das sich mit jedem Einatmen ausbreitet. Bleibe hier und spüre die Wärme, die dieses orangefarbene Licht in deinen Körper strahlt.

3. Nun konzentriere dich auf den Bereich eine Handbreit oberhalb des Bauchnabels – hier liegt dein Solarplexus-Chakra. Atme in diesen

Bereich hinein und stelle dir ein gelbes Licht vor, das sich mit jedem Einatmen intensiver färbt und sich leuchtend von hier ausbreitet. Spüre die Kraft, das Selbstvertrauen und die Energie, die dieses gelbe Licht in deinen gesamten Körper trägt.

4. Konzentriere dich jetzt auf dein Herz-Chakra, welches in der Mitte der Brust sitzt. Spüre deinen Herzschlag und achte darauf, dass dein Brustkorb weit geöffnet ist, indem du die Schultern ganz bewusst nach hinten ziehst. Atme hier ruhig ein und aus und stelle dir ein grünes Licht vor. Mit jedem Einatmen wird das Licht intensiver und breitet sich mit jedem Ausatmen weiter aus, bis deine ganze Brust in einem tiefgrünen Licht leuchtet. Spüre das Vertrauen, das Mitgefühl und die Zuversicht, die sich durch das grüne Licht ausbreiten und lasse dich von diesem Gefühl ganz erfüllen.

5. Nun konzentriere dich auf den Bereich deines Hals-Chakras, das in der Mitte deines Halses liegt. Spüre, wie dein Atem deinen Hals durchströmt und stelle dir dann ein blaues Licht vor, in das du tief einatmest. Lasse das blaue Licht strahlen, bis es gleichmäßig und strahlend leuchtet. Verbinde dich mit deinem Inneren und schenke dir selbst Wertschätzung – du bist ein einzigartiges, wundervolles Wesen!

6. Konzentriere dich jetzt auf den Bereich zwischen deinen Augen – hier befindet sich dein Stirn-Chakra. Manche nennen es auch das dritte Auge. Atme weiterhin ruhig und entspanne deine Stirn. Mache dich ganz frei in deinem Stirn-Bereich und dann stelle dir ein lilafarbenes Licht vor, das zwischen deinen Augenbrauen leuchtet und langsam immer größer und stärker wird. Fühle, wie das violette Licht dich im Geist ganz klar macht und bleibe einen Moment hier.

7. Dann konzentriere dich auf deinen Scheitelpunkt, den höchsten Punkt an deinem Kopf – hier befindet sich das Kronen-Chakra. Das

Kronen-Chakra verbindet dich mit dem ganzen Universum. Visualisiere hier ein helles, weiß-goldenes Licht, das sich nach oben ausbreitet und dich mit dem Universum verbindet. Spüre den Frieden und die innere Ruhe, die du nun empfängst. Bleibe hier und spüre, wie leicht du dich fühlst, wie friedlich.

8. Zuletzt nimm noch einmal deinen gesamten Körper wahr und atme ein paar Mal tief ein und aus. Wenn du soweit bist, komme langsam zurück ins Hier und Jetzt und öffne deine Augen.

2. Mantras

Mantras und Affirmationen sind zwei ähnliche Tools, wirken aber dennoch ein wenig anders. Mantras sind Worte oder ganze Verse aus der altindischen Sprache Sanskrit, die es bereits seit Jahrtausenden gibt. Wer Yoga macht, kennt vielleicht einige. Heutzutage gibt es Millionen von verschiedenen Mantras für alle möglichen Lebenssituationen. Während Affirmationen (die weiter unten erklärt werden) einfach laut ausgesprochen werden, werden Mantras gechantet, also gesungen beziehungsweise melodisch gesprochen. Das Wort „Mantra" setzt sich aus den beiden Silben Man und Tra zusammen, welche von Manas und Trajate abgeleitet sind, was so viel bedeutet wie „den Geist befreiend". Ein Mantra berührt, inspiriert, tröstet, beflügelt und gibt Kraft. Mantras sind meist einfach zu merken und verlaufen in einem einprägsamen Rhythmus. Das Sprechen oder Singen eines Mantras über einen längeren Zeitraum hinweg führt zu einem nahezu schwebenden, meditativen Gefühl und auf diese Weise manifestiert sich der Glaubenssatz oder Wunsch in deinem Unterbewusstsein. Mantras wirken in erster Linie nicht auf der „Denk-Ebene" in uns. Es geht viel mehr um die energetischen Wirkungen der Wortfolgen und den Rhythmus. Dadurch, dass man das Mantra immer wieder im gleichen Rhythmus spricht beziehungsweise chantet, entstehen Klangschwingungen, die auf das gesamte Energiefeld wirken. Die entstehenden Vibrationen durchdringen unseren Körper bis auf die Zellebene und bis hin zur feinfühligen Seele – und werden dort zu Lebensenergie. Mantras spenden Kraft, beruhigen den Geist und können uns auch im Alltag immer wieder auffangen. Insbesondere in meiner vierten Schwangerschaft (nach zwei

Fehlgeburten) habe ich Mantras häufig und regelmäßig angewandt. Interessanterweise hat mein Baby auch nach der Geburt noch auf „mein" Mantra reagiert und hat sich immer besonders schnell beruhigt beziehungsweise ist es schnell eingeschlafen, wenn ich das Mantra aus meiner Schwangerschaft gesungen habe. Ich habe mein Mantra immer dann gesungen, wenn ich gemerkt habe, dass ich den Kontakt zu mir selbst verliere, in Angst oder Stress hineinfalle oder wenn es mir einfach nicht gut ging. Mein Mantra hat mich immer wieder zu mir zurückgebracht, hat mir Ruhe und Freude, vor allem aber Vertrauen gegeben. Es war für mich eine wunderschöne Erfahrung, zu merken, wie mich das Mantra beflügelt und mich mit Freude und Liebe erfüllt hat … so sehr, dass für meine Angst kein Platz mehr war.

Ich möchte dir gerne einige Beispiele für Mantras mitgeben. In der Yoga-Tradition gibt es ein Mantra für Schutz und Vertrauen, welches folgendermaßen geht:

Krishna Krishna Mahayogin
Bhaktanam Abhayamkara
Govinda Paramananda
Sarvam Me Vasha Mana Ya

Übersetzt heißt das Mantra: „Oh, unendliche ewige Wirklichkeit, ich wende mich an dich voller Liebe und Vertrauen. Bitte gib mir Mut. Du bist mein guter Hirte. Du gibst mir Freude und Wonne. Hilf mir, damit alles für mich gut ausgeht."

Das Mantra kannst du dir zum Beispiel auf Youtube anhören, um mit dem Klang der Worte vertraut zu werden.

Wenn du mit der Yoga-Tradition nicht vertraut bist und dir so ein Hindu-Mantra etwas zu weit entfernt von deinem eigenen Leben ist, so macht das nichts. Du kannst trotzdem die Kraft der Mantras für dich nutzen. Ich singe zum Beispiel sehr gern ein einfaches Mantra auf Englisch:

Everything will turn out best case scenario.

Dieses Mantra habe ich mir im Laufe der Schwangerschaft ausgedacht und ich habe es auf Englisch gechantet, weil es einfach schöner und rhythmischer klingt als auf Deutsch. Für mich hat das Mantra ausgesagt, dass *egal,* was in dieser Schwangerschaft passiert, es ist gut, so wie es ist. Das hat mir sehr viel Vertrauen in mich, meinen Körper, mein Baby und mein Leben im Allgemeinen gegeben. Auch heute singe ich sehr gerne noch „Everything will turn out best case scenario" vor mich hin, wenn ich mich unsicher fühle und nicht so richtig weiß, welche Entscheidung ich treffen soll. Es hilft mir, in Kontakt mit meiner Intuition zu kommen, loszulassen und zu vertrauen.

In meiner Schwangerschaft habe ich aber auch noch ein anderes Mantra sehr regelmäßig gesungen (und das ist auch das Mantra, das mein Baby nach der Schwangerschaft immer sofort beruhigt hat). „Mein" Schwangerschafts-Mantra ist aus der Kundalini Yoga-Tradition, aber etwas kürzer als das vorher genannte Schutzmantra:

Ek Ong Kar
Sat Gur Prasad
Sat Gur Prasad
Ek Ong Kar

Dieses Mantra transformiert alle negative Gedanken in positive Gedanken und hilft, das zu manifestieren (also zu realisieren), was du dir wünschst. Denke, während du dieses Mantra vor dich hin singst, an dein Baby, an eine wunderschöne Geburt, an all die wunderschönen Erlebnisse, die du mit deinem Kind haben wirst. Das Mantra hilft dir, in diese Bilder beziehungsweise Visionen zu vertrauen und hebt deine Stimmung an. Bei mir funktioniert dieses Mantra so verlässlich wie kein anderes. Ich habe es in der Schwangerschaft sehr, sehr häufig und manchmal sogar eine Stunde lang gechantet (wenn es eben gerade nötig war) und es hat mir jedes Mal wieder so viel Kraft gegeben.

Übersetzt heißt das Mantra übrigens so viel wie: „Es gibt einen Schöpfer, der alles erschafft. Alles ist ein Segen des einen Schöpfers."

Vielleicht kennst du bereits ein Mantra aus dem Yoga-Unterricht oder du hast ein Motto, das dir immer wieder hilft, ins Vertrauen zu kommen. Dann nutze dieses, wenn es sich für dich gut anfühlt. Sprich es melodisch oder singe es immer und immer wieder und lasse die Vibration der guten Energie aus dem Mantra ganz in dir aufgehen. Wenn du in einer negativen Situation bist, eine Situation, die dich vielleicht triggert und an die Schmerzen deiner Fehlgeburt erinnert, dann erlaube dir, aus dieser Situation herauszugehen. Nimm dir zwei Minuten für dich und chante leise für dich dein Mantra, um wieder in dein Vertrauen zu finden. Mantras sind ein wunderbares Tool, welches man auch gut in den Alltag integrieren und jederzeit und bei Bedarf anwenden kann.

3. Affirmationen

Positive Affirmationen sind einfache, klare und positiv formulier-
te Sätze, die unser Unterbewusstsein mit neuen Informationen ver-
sorgen. Ziel ist es, mit ihrer Hilfe Blockaden zu lösen, Störungen und
überholte, festgefahrene und hindernde Gedankenstrukturen zu entfernen und neue positive, befreiende und inspirierende Gedanken-
muster zu schaffen. Eine Affirmation ist ein selbstbejahender Satz, den
man immer wieder zu sich selbst sagt, um sich selbst und die eigenen
Gedanken umzuprogrammieren. Affirmationen zählen zu jenen wir-
kungsvollen psychologischen Werkzeugen, die uns dabei unterstützen,
unser eigenes Verhalten systematischer und zielsicherer zu steuern
– und das, ohne zusätzliche Hilfsmittel anwenden zu müssen. Wenn
du eine Aussage über dich selbst oft genug gehört hast, dann glaubst
du sie irgendwann und nimmst sie als wahr an. Ob die Aussage von
dir selbst kommt oder von jemand anderem, spielt dabei eine unter-
geordnete Rolle. Wenn du also nach einer Fehlgeburt immer wieder
denkst: „Ich bin nichts wert. Ich schaffe es ja nicht einmal, ein Kind
auszutragen.", dann glaubt dein Unterbewusstsein genau das nach
einiger Zeit auch. Positive Affirmationen helfen, dein Unterbewusstsein umzuprogrammieren. Du sagst dir selbst einfach neue Gedanken:
Du programmierst dich damit quasi um auf ein neues, hilfreicheres
Programm. So änderst du zunächst deine Gedanken und diese beeinflussen wiederum deine Gefühle, denn unser Denken, Fühlen und
Handeln hängen wechselseitig zusammen. Wenn ich mein Denken
ändere, ändere ich auch mein Fühlen und schließlich mein Handeln.
Positive Affirmationen kann man selbst formulieren oder man kann Affirmationskarten zu verschiedenen Themen (zum Beispiel zum Thema

Vertrauen oder zum Thema Selbstliebe) im Handel kaufen. Wenn du dir selbst Affirmationskarten schreiben möchtest, nimm dir einen Moment Zeit, um sie auf ein schönes Stück Tonpapier zu schreiben und dekoriere dieses vielleicht noch mit ein paar gemalten Blumen oder was dir Schönes in den Sinn kommt. So bringt es dir direkt mehr Freude, die Affirmationskarte in die Hand zu nehmen oder irgendwo an einem gut sichtbaren Ort aufzuhängen. Wenn du anfängst, mit positiven Affirmationen zu arbeiten, ist es sinnvoll, mit einem einfachen Thema zu beginnen, das dir leicht von den Lippen geht. Es bringt dir nichts, mit einer Affirmation zu arbeiten, an die du überhaupt nicht glaubst. Fange mit einer „kleineren" Affirmation an, an die du glauben kannst, um dann in „größere" Affirmationen hineinzuwachsen. So machst du positive Erfahrungen und erkennst schnell Erfolge, die dich hoffentlich motivieren, weiter zu machen. Du könntest zum Beispiel mit einer Affirmation wie dieser hier anfangen:

„Ich achte meinen Körper, der mich durch das Leben trägt."

Oder einer anderen. Hauptsache, es ist eine Affirmation, die sich leicht und gut für dich anfühlt. Wenn du ein sehr negatives Bild von dir selbst hast, wird es vermutlich eher zu Frust als zu Erfolg führen, wenn du direkt mit einer Affirmation wie der folgenden beginnst:

„Ich bin voller unendlicher Liebe zu mir selbst."

Denn du wirst dieser Affirmation keinen Glauben schenken können, wenn du weit davon entfernt bist, voller unendlicher Liebe zu dir selbst zu sein. Fange in kleinen Schritten an, um positive Erfahrungen zu machen, auf die du dann weiter aufbauen kann.

So oder so, ist es immer sinnvoll, dir einen ruhigen Moment für deine Arbeit mit den Affirmationen zu suchen: Nimm dir zwei bis fünf Minuten Zeit, stelle dich mit deiner Karte vor den Spiegel oder setze dich an einen Ort, an dem du dich sehr wohlfühlst. Oder nimm dir eine

Affirmationskarte mit auf einen Spaziergang. Sage die Affirmation dann immer wieder laut auf. Fühle dich in den Satz, den du sagst, hinein. Lass ihn durch deinen ganzen Körper gehen und fühle ihn in jeder Zelle deines Körpers. Werde eins mit deiner Affirmation. Erlaube den positiven Gefühlen, die entstehen, reinzukommen, sperre sie nicht aus. Mache dich ganz voll mit dem Positiven, mit der Liebe, mit der Dankbarkeit, die durch die Wiederholung der Affirmation durch deinen ganzen Körper strömen.

Hier sind einige Beispiele für positive Affirmationen, die du nutzen kannst – oder die dich inspirieren können, deine eigenen Affirmationen zu formulieren. Formuliere Affirmationen immer in der Gegenwartsform, um deinem Unterbewusstsein zu signalisieren, dass du bereits erreicht hast und daran glaubst, was du laut aussprichst:

„Ich entwickle jeden Tag mehr Vertrauen – zu mir und meinem Körper."

„Ich kehre immer wieder zu der Intention zurück, zu vertrauen."

„Ich bin zu mir selbst freundlich und liebevoll."

„Ich bin dankbar für alles, was das Leben mir schenkt."

„Ich lasse alle negativen Gedanken los."

„Ich liebe und akzeptiere mich so, wie ich bin."

„Ich fühle mich wohl in meiner Haut."

„Ich vergebe meinem Baby."

„Ich vergebe mir selbst und allen anderen."

„Ich verdiene es, gut behandelt zu werden."

„Ich glaube daran, dass alles einen tieferen Sinn hat und dass alles gut wird."

„Ich lenke meine Aufmerksamkeit auf das Gute."

„Es gelingt mir jeden Tag besser, die positiven Dinge zu sehen."

„Jeder Atemzug gibt mir neue Energie."

„Ich lebe mein Leben so, wie ich es für richtig halte."

„Ich erlaube mir, loszulassen."

„Ich kann aus jedem Tag einen schönen Tag machen."

„Ich nehme mich so an, wie ich bin."

„Ich bin eine wundervolle, starke Frau."

„Ich liebe das Leben und das Leben liebt mich."

„Ich fühle mich sicher und geborgen."

„Ich bin eine gute, liebevolle Mutter."

Schau einfach, was zu dir passt, was sich für dich gut anfühlt.

Um deine eigenen Affirmationen zu formulieren, kannst du auch schauen, bei welchen negativen Gedanken du dich immer wieder ertappst beziehungsweise welche negativen Gedanken sich bei dir immer wieder einschleichen. Ertappst du dich immer wieder dabei, wie du denkst: „Ich habe es nicht verdient, ein Baby zu bekommen.", dann kannst du diesen Satz für dich in eine positive Affirmation umwandeln: „Ich habe es verdient, ein Leben voller unendlicher Freude und in Fülle zu leben.", und dich nun mit dieser Affirmation immer und immer wieder korrigieren, wenn du denkst, dass du etwas nicht verdient hättest. Oder du denkst: „Ich mag meinen Körper nicht, er hat mein Baby sterben lassen und sieht nicht gut aus." Dann transformiere diesen Gedanken: „Ich danke meinen Körper, dass er mich durch das Leben trägt. Ich behandle ihn mit Liebe und Respekt." Oder du denkst: „Ich bin eine wertlose Frau. Ich habe es ja nicht einmal geschafft, ein Baby auf die Welt zu bringen." Dann transformiere deine Gedanken: „Ich bin gut genug, genau so, wie ich bin. Ich erlaube mir, mich anzunehmen und zu lieben."

Ich möchte dich auch darauf aufmerksam machen, dass du permanent und immer affirmierst: Eine Affirmation ist letztendlich nichts anderes als eine Selbstbestätigung – und wir alle können uns stets entscheiden, ob wir uns negativ oder positiv bewerten möchten. Dadurch, dass wir alle ständig in einem inneren Dialog sind, affirmieren wir auch ständig, was wir über uns glauben und was nicht! Es liegt nun an dir, dich darin zu trainieren, liebevoll und stärkend mit dir selbst zu sprechen. Mache dir bewusst: Die Worte, die du an dich selbst richtest, haben einen Effekt auf dein gesamtes Leben!

4. Aromatherapie

Auch Düfte können uns helfen, bei uns zu bleiben, uns von unseren Ängsten zu befreien und wieder in unsere weibliche Kraft und unser Vertrauen zu kommen! Ätherische Öle können uns beruhigen, anregen, aufheitern oder uns gute Laune bringen, je nachdem, welches Öl zum Einsatz kommt. Wie das möglich ist? Reine ätherische Öle enthalten sogenannte Neurotransmitter, die durch die Inhalation der flüchtigen Stoffe freigesetzt werden. Neurotransmitter sind körpereigene Botenstoffe, die unter anderem einen Einfluss auf unsere Hormone haben. Die Duftmoleküle dringen also über die Nase auf die Riechschleimhaut, die zum zentralen Nervensystem gehört. Der Geruchssinn selbst sitzt im ältesten Teil des Gehirns, dem limbischen System. Die Duftreize bewirken von dort dann die Ausschüttung von Botenstoffen.

Es gibt mittlerweile viele Studien zu der Wirkung ätherischer Öle, unter anderem auch bei Traumata. Die Narde, das ätherische Öl der Cistrose, ist so zum Beispiel als „Seelen-Öl" bekannt, während Neroli in der Aromatherapie als „Anti-Schock-Öl" genutzt wird. Denn es dient der Nervenstärkung und Stimmungsaufhellung. Ätherisches Rosen-Öl hat eine wohltuend lieblich duftende Herznote, die unmittelbar unsere Gefühle anspricht – insbesondere in Situationen, in denen Sprachlosigkeit dominiert. Sie wirkt zusätzlich antidepressiv und schlaffördernd. Obwohl ätherische Öle praktisch keine Nebenwirkungen haben (sofern man sie zur Beduftung verwendet und nicht in die Augen oder auf die Schleimhäute bekommt), sollte man nicht leichtfertig mit den Düften um sich sprühen. Es geht in der Aromatherapie stets auch um die richtige Dosierung, weswegen ich weiter unten einige Rezepte teile. Wichtig ist außerdem, dass man reine ätherische Öle nutzt und keine syntheti-

Düfte. Diese haben nämlich keine vergleichbar positive Wirkung s limbische System. Außerdem muss man bei der Wahl der Öle auch etwas aufpassen: Nicht alle ätherischen Öle haben die gleiche Wirkung auf alle Menschen. Wir Menschen verbinden Erinnerungen mit besonderen Düften – das kann sowohl zu positiven Effekten führen, aber auch zu negativen Effekten. Zum Beispiel: Rosenöl wird wegen seiner guten Wirkung in Zeiten der Trauer verwendet. Wenn jedoch deine Oma oft Rosenöl als Duftstoff verwendet hat und diese nun stirbt, dann kann dich dieser Duft eher immer wieder sehr traurig stimmen. Es gilt also wie bei fast allem: Probiere aus, was für dich gut funktioniert. Die Rezepte hier dürfen gerne als Basis genutzt werden. Aber nimm dir auch die Freiheit heraus, sie so zu verändern, dass sie dir gut tun. Es gibt auch unterschiedliche Düfte, die einen ähnlichen oder sogar gleichen Effekt haben. Du musst dich also nicht auf ein Öl versteifen, sondern hast auch Ausweichmöglichkeiten.

Hier eine Liste ätherischer Öle und wann sie am besten helfen können:

Bei Angst:
Lavendel, Rose, Vetiver, Zedernholz, Palo Santo, Salbei, Römische Kamille, Weihrauch, Patschuli, Bergamotte, Geranie, Mandarine, Sandelholz, Neroli

Für mehr Vertrauen:
Jasmin, Zypresse, Rosmarin, Orange, Grapefruit, Bergamotte

Bei Depressionen:
Römische Kamille, Palo Santo, Geranie, Muskatellersalbei, Jasmin, Rose, Zitrone, Ylang-Ylang, Grapefruit, Weihrauch, Orange, Bergamotte, Lavendel, Neroli, Mandarine, Sandelholz

Bei Trauer:
Zypresse, Neroli, Palo Santo, Vetiver, Sandelholz, Weihrauch, Rose

Bei Unsicherheit:
Weihrauch, Vetiver, Bergamotte, Zedernholz, Sandelholz, Jasmin

Bei Panik und Panikattacken:
Weihrauch, Rose, Neroli, Lavendel

Bei Stress:
Benzoe, Sandelholz, Lavendel, Rose, Grapefruit, Neroli, Mandarine, Weihrauch, Geranie, Patschuli, Jasmin, Römische Kamille, Bergamotte, Palo Santo, Ylang-Ylang, Muskatellersalbei, Vetiver.

Rezepte mit ätherischen Ölen:

Rezept „Wochenbett-Öl":
   15 ml Johanniskraut-Öl
   15 ml Jojoba-Öl
   20 ml Mandel-Öl
   5 Tropfen Schafgarbe
   5 Tropfen Zypresse
   10 Tropfen Rosengeranie

Die Zutaten vermischen und in einem Fläschchen aufbewahren, den Bauch im Wochenbett im Uhrzeigersinn mit der Öl-Mischung massieren oder vom Partner massieren lassen.

Rezept „Trauma-Öl":
   10 ml Mandel-Öl
   2 Tropfen Narde
   2 Tropfen Rose
   5 Tropfen Neroli 10%

Rezept „Schutz-Öl":
10 ml Mandel-Öl
1 Tropfen Cistrose
2 Tropfen Lavendel fein
2 Tropfen Neroli 10%
2 Tropfen Rosengeranie
3 Tropfen Zitrone

Diese beiden letzten Mischungen kann man zum Beispiel in einen Roll-on füllen und damit bei Bedarf die Handgelenke einreiben. Alternativ kann man die Mischung in einem kleinen Fläschchen aufbewahren und bei Nervosität und Unruhe auf die Handgelenke massieren.

Im Folgenden teile ich noch einfache Duftmischungen, die nach Bedarf verwendet werden können:

Diese Rezepte helfen in Zeiten der Angst:

- **Mischung 1:**
  3 Tropfen Grapefruit
  2 Tropfen Bergamotte

- **Mischung 2:**
  3 Tropfen Sandelholz
  2 Tropfen Orange

- **Mischung 3:**
  2 Tropfen Jasmin oder 2 Tropfen Neroli
  2 Tropfen Weihrauch
  1 Tropfen Muskatellersalbei

Diese Rezepte können in Zeiten der Trauer helfen:

- **Mischung 1:**
  2 Tropfen Rose
  3 Tropfen Sandelholz

- **Mischung 2:**
  2 Tropfen Rose
  3 Tropfen Zypresse

- **Mischung 3:**
  1 Tropfen Neroli
  1 Tropfen Rose
  3 Tropfen Sandelholz

Diese Rezepte können Selbstvertrauen fördern und Unsicherheit nehmen:

- **Mischung 1:**
  3 Tropfen Bergamotte
  1 Tropfen Jasmin
  1 Tropfen Vetiver

- **Mischung 2:**
  4 Tropfen Sandelholz
  1 Tropfen Jasmin

- **Mischung 3:**
  2 Tropfen Weihrauch
  3 Tropfen Sandelholz

Ätherische Öle und die obenstehenden Mischungen können ganz unterschiedlich genutzt werden. Eine Möglichkeit ist ein Diffusor oder Vernebler. Hier wird die Öl-Mischung einfach in das Wasserbad im Diffusor getropft und von dort in die Raumluft verteilt. Ähnlich funktioniert auch eine Duftlampe, die über ein Teelicht aufgewärmt wird. Wichtig ist, immer ausreichend Wasser in der Duftlampe zu haben, damit das ätherische Öl nicht zu verbrennen droht. Für ein selbstgemachtes Raumspray kann man 30 Tropfen einer Duftmischung mit 50 ml abgekochtem Wasser und einem guten Schuss hochprozentigem Alkohol mischen und in eine Sprühflasche füllen. Eine weitere sehr schöne Art und Weise die Kraft der ätherischen Öle zu nutzen, ist ein Aromatherapie-Bad. Hierfür kann man circa 15 Tropfen ätherisches Öl beziehungsweise Duftmischung zusammen mit zwei Esslöffel Mandel-Oliven-oder Arganöl in das Badewasser geben. Für eine Aromatherapie-Massage einfach circa zehn Tropfen ätherisches Öl oder Duftmischung mit 20 ml Mandelöl mischen und damit sanft Rücken, Schultern oder Füße massieren.

Interview mit der Aromatherapie-Expertin Anusati Thumm

Anusati Thumm ist international ausgebildete Aromaexpertin und seit 31 Jahren Seminar- und Ausbildungsleiterin im Bereich Aromapflege in der Primavera Akademie. 2018 veröffentlichte sie zusammen mit Maria Kettenring das Buch „Waldmedizin – die Heilkraft der ätherischen Baumöle".

Liebe Frau Thumm, Sie sind Expertin für Aromatherapie und Aromapflege. Können Sie vorab kurz erläutern: Was ist Aromatherapie überhaupt und wie funktioniert sie?
Unter dem Begriff Aromatherapie versteht man im allgemeinen Sprachgebrauch die Verwendung ätherischer Öle in allen Lebensbereichen, wie zum Beispiel in der Duftlampe, in der Badewanne, in Massage- und Körperölen etc.

Streng genommen bezeichnet der Begriff allerdings die medizinisch-therapeutische Anwendung ätherischer Öle von Ärztinnen und Ärzten oder Heilpraktikerinnen und Heilpraktikern.

Sie haben sich unter anderem auf Aromatherapie für Frauen spezialisiert. Wie sind Sie dazu gekommen?
Ätherische Öle werden seit Mitte der achtziger Jahre vor allem von aromatherapiebegeisterten Frauen verstärkt eingesetzt und haben viele Frauen bei diversen Frauenthemen wie Menstruationsproblemen, Stimmungsschwankungen, während Schwangerschaft und bei der Geburt, in partnerschaftlichen Krisen und während der Wechseljahre unterstützt. Die Begeisterung über diese kraftvollen Schätze der Natur führten dazu, dass ich mich unter anderem mehr und mehr dem Thema Aromatherapie für Frauen zugewandt habe.

Ätherische Öle können uns also in verschiedenen Lebenslagen unterstützen und ausgleichend helfen. Gilt das auch für

Erlebnisse, die traumatisch wirken können, wie zum Beispiel eine Fehlgeburt?

Ja. Dadurch, dass ätherische Öle beim Riechen vielschichtige Informationen in Form von elektrischen Impulsen direkt in das limbische System in unserem Gehirn senden, helfen Düfte, Geschlechts- und Stresshormone auszugleichen. Ätherische Öle können uns in Zeiten von Kummer, Konflikten, oder Abschied Trost spenden und helfen, wieder in unsere Kraft zu kommen und unser Herz für Neues zu öffnen.

Nach einer Fehlgeburt haben viele Frauen große Angst, noch einmal ein Kind zu verlieren. Was hilft speziell bei Angst vor Verlust?

Sehr bewährte Düfte bei Angst sind Neroli, Lavendel, Bergamotte und Angelikawurzel.

Angst geht häufig mit Stress einher. Gibt es spezielle ätherische Öle, die unsere Stresshormone in Ausgleich bringen können? Wie wenden wir diese am besten an?

Ätherische Öle wie die oben genannten unterstützen die Produktion von Serotonin, Endorphin, Dopamin oder Enzephalin. Dabei handelt es sich um körpereigene Botenstoffe, die ausgleichende, angstlösende und stimmungshebende Effekte haben. Im Volksmund nennt man diese Neurotransmitter gerne auch Glückshormone.

Sehr empfehlenswert ist die Anwendung der ätherischen Öle speziell zur Stressreduzierung in einer Körperölmischung, einem Roll-on oder in Bädern. Aber auch die Raumbeduftung oder die Anwendung von Düften über Riechsticks haben sich bewährt.

Neben Angst und Stress zu reduzieren, ist es mir ein wichtiges Anliegen, Frauen durch dieses Buch darin zu unterstützen, wieder in ihre weibliche Kraft zu finden. Nach einer Fehlgeburt fühlen sich viele Frauen schuldig, haben das Gefühl, „versagt" zu haben, und verlieren an Selbstwertgefühl. Wie kann Aromatherapie da helfen?

Zur Stärkung des Selbstwertgefühls und zum Mut spenden verwende ich klassische Mut- und Kraft-Öle wie Zeder, Zirbelkiefer, Riesentanne, Zypresse und Angelika.

Gibt es ein besonderes Rezept für ein Bauch-Öl für eine Selbstliebe-Massage, das Sie nach einer Fehlgeburt empfehlen würden?
50 ml Jojobaöl, 5 Tropfen Atlas- oder Himalayazeder, 5 Tropfen Neroli 10%, 5 Tropfen Rose 10%, 3 Tropfen Lavendel fein, 7 Tropfen Bergamotte

Und zuletzt würde ich gerne noch wissen, wie Aromatherapie uns Frauen im Alltag helfen kann, um in unserer weiblichen Kraft zu bleiben und diese zu unterstützen – auch dann, wenn Traumata und Verlust überwunden sind.
Duftende Verwöhnrituale mit ätherischen Ölen sind für uns Frauen im täglichen Leben wertvolle Begleiter, da sie uns zuverlässig die Höhen und Tiefen des Alltags meistern lassen. Ätherische Öle wirken unerwünschten Bakterien entgegen, ohne wichtige Mikroorganismen zu zerstören. Sie unterstützen uns auf körperlicher und psychischer Ebene und stärken damit unser Immunsystem und sie steigern unsere Lebenslust.

5. Schreiben/Morgenseiten

Dass Schreiben eine therapeutische Wirkung haben kann, ist keine neue Erkenntnis und dennoch bin ich immer wieder überrascht, wie viel man durch das freie Schreiben erkennen, loslassen und heilen kann! Die sogenannten Morgenseiten sind ein sehr einfaches Tool, für das man keine Meditationspraxis oder Erfahrung braucht und welches wirklich jeder sofort umsetzen kann. Und dennoch ist es ein weiteres sehr effektives Tool, um unbewusste Ängste und Spannungen zu finden und aufzulösen.

Die Morgenseiten sind drei A4-Seiten, die man direkt nach dem Aufwachen mit der Hand schreibt. Die Zeit nach dem Aufwachen ist besonders, da man noch nicht so vom Tag eingenommen ist. Deswegen sollte man sich wirklich sofort nach dem Aufstehen hinsetzen und einen Moment Zeit nehmen. Bei den Morgenseiten geht es nicht darum, irgendetwas zu erreichen oder zu leisten. Völlig frei von Bewertungen schreiben wir einfach alles auf, was uns durch den Kopf geht. Und zwar ohne Pause und ohne auf die korrekte Rechtschreibung oder Grammatik zu achten: Denn so kommt das Unterbewusstsein in Fluss. Durch das Schreiben aus dem Unterbewusstsein kommt man in Kontakt mit Themen, die man im Alltag vielleicht eher übersieht. Dadurch, dass man sie aufschreibt, macht man sie sich auf der einen Seite bewusst und kann so mit ihnen arbeiten. Auf der anderen Seite lässt man sie los, indem man sie zu Papier bringt. Nach frühestens drei Tagen kann man sich das Geschriebene nochmals durchlesen. Vielleicht findet man Muster, vielleicht erkennt man wiederkehrende Gedanken und Ängste. Die Pause von mindestens drei Tagen ist allerdings wichtig, um mit dem nötigen emotionalen Abstand noch einmal drauf zu schauen. Erkennt man jetzt Ängste, die immer wieder kommen, so kann man sich zum Beispiel in der Meditation, im Gespräch mit der Hebamme und/oder bei einem Spaziergang in der Natur intensiver damit auseinandersetzen und mit ihnen arbeiten.

Im Grunde sind auch die Morgenseiten eine Art Meditation, denn auch hier wollen wir das Denken ausschalten – und einfach nur schreiben und das Unterbewusstsein zu Wort kommen lassen. Und noch einmal: Niemand korrigiert deine Fehler. Niemand schaut auf deine Grammatik. Die Seiten gehören dir. Du kannst auch zehn Mal das Gleiche schreiben. Niemand bewertet dich. Dadurch kann dieses Tool auch für jemanden, der nicht gerne schreibt, sehr effektiv sein, da es eben nicht darum geht, irgendwas Bestimmtes abzuliefern, sondern einfach die Gedanken rauszulassen.

Alternativ oder zusätzlich zu den Morgenseiten gibt es viele weitere Möglichkeiten, sich die Kraft des Schreibens zunutze zu machen! Hast du schon einmal ein Dankbarkeitstagebuch geführt? Insbesondere, wenn du derzeit das Gefühl hast, du kommst nicht so richtig aus deinem Loch heraus, ist das Schreiben eines Dankbarkeitstagebuchs unglaublich wertvoll: Dadurch, dass du einfach jeden Tag fünf bis fünfzig Dinge aufschreibst, für die du dankbar bist, lenkst du deine Aufmerksamkeit um: auf das Positive. Du kannst mit einfachen Dingen beginnen und wie bei den Affirmationen langsam in deine Dankbarkeit hineinwachsen. Fang an mit Sachen, für die du ganz offensichtlich dankbar bist: „Ich bin dankbar für die warme Dusche/den Kaffee/den weichen Teppich unter meinen Füßen/…", und spüre in die Dankbarkeit hinein. Dann gehe weiter: „Ich bin dankbar, dass ich mir heute einen Moment Zeit nehme, um mich auf etwas Positives zu konzentrieren/dass ich ganz bewusst daran arbeite, wieder in mein Vertrauen zurückzufinden/ …" Schau einfach mal, was bei dir kommt. Und dann fühle dich in jeden Satz hinein. Spüre die Dankbarkeit. Sie ist ein wunderschönes, positives Gefühl und das Bewusstsein der Dankbarkeit kann deinen gesamten Alltag verändern.

Oder schreibe einfach frei in dein Tagebuch, wenn dir danach ist. Es gibt beim Schreiben keine Regeln: Alles Schreiben hilft dir, loszulassen, deine Perspektive und deinen Fokus zu verändern, deinen Alltag zu ordnen, mehr Klarheit zu schaffen und Ereignisse zu reflektieren.

6. Stimme/Gesang

Die eigene Stimme nutzen, um zu mehr Vertrauen und Selbstbewusstsein zu finden? Eigentlich klingt es naheliegend und dennoch habe ich mich im Vorfeld dieses Buches noch nie damit auseinandergesetzt. Nach einem Gespräch mit der Dozentin für Körperbasierte Stimmarbeit, Agata Dlugos, war für mich klar: Ein Interview mit ihr muss mit in mein Buch! Ihre Begeisterung dafür, was wir mit unserer eigenen Stimme alles erreichen und erschaffen können, ist ansteckend und ihre einfachen Tipps und Tools machen gute Laune – und bringen Frieden und Fülle in so manchen dunklen Tag!

Interview mit Agata Dlugos

Agata Jagoda Dlugos ist Sängerin, Elementare Musik- und Tanzpädagogin sowie Yogalehrerin. In Kunst, Musik und Lehre erforscht sie vor allem die Verbindung zwischen Klang und dem Körper mit seinem Ausdrucks- und Wachstumspotenzial.

Liebe Agata, du arbeitest als Dozentin für Körperbasierte Stimmarbeit. Was genau kann man sich darunter vorstellen?
In meiner Arbeit geht es darum, Menschen im Einzel- oder Gruppenunterricht auf dem Weg zu einer authentischen Stimme zu begleiten. Unsere Stimme ist der Spiegel der Seele. In ihr zeigt sich mit aller Wucht, was unter der Oberfläche schlummert und wie es uns in Wahrheit geht. Wollen wir unser volles stimmliches Potenzial entfalten, so braucht es

mehr als ein paar technische Übungen. Negative Glaubenssätze und alte Traumata können uns in unserer Entfaltung blockieren. Die Folge ist, dass wir uns kleiner machen, als wir sind, uns weniger zutrauen und nicht in unsere wahre Größe kommen. Genau hier setzt meine Arbeit an, in der ich die Entfaltung der Stimme mit der individuellen Persönlichkeitsentwicklung verbinde. Durch Methoden aus der Stimm- und Körperarbeit, Gesang und Achtsamkeitstechniken helfe ich meinen Klienten, ihre Stimme neu zu entdecken und sich mit der eigenen Schöpferkraft zu verbinden. Ziel ist es, die Stimme selbstbewusst, befreit und voller Freude nutzen zu können und eine wunderschöne Ausstrahlung auf allen Ebenen zu entwickeln.

Das Ziel deiner Arbeit ist es unter anderem, Menschen mit Hilfe ihrer Stimme und Gesang zu mehr Vertrauen zu verhelfen. Wie genau funktioniert das?

Ganz konkret geht es darum, sich überhaupt wieder mit der eigenen Stimme wohlzufühlen. Durch verschiedene Übungen versuchen wir, ihren Klang neutral wahrzunehmen und uns von alten Bewertungsmustern zu befreien. Wir spielen mit Ausdruck, Improvisation, Artikulation und Bewegung, um der Stimme die Chance zu geben, ihre alten Wege zu verlassen und im Hier und Jetzt frisch zu erleben. Fernab von „Gut" oder „Schlecht" kann die Stimme damit spielerisch ins Fließen kommen. All diese Schritte brauchen den Mut, sich Unbekanntem zu öffnen und stets Neues zu wagen. Und wer es wagt, gewinnt Vertrauen: Wenn wir üben, die Stimme kreativ zu nutzen und lernen, neugierig und ergebnisoffen mit ihr zu spielen, erleben wir uns als selbstwirksam und kreativ. Wir öffnen damit den Zugang zu der Quelle unserer unendlichen Kreativität, die wir in jedem Moment unseres Lebens anzapfen können! Es ist ganz einfach: Je öfter wir unsere Stimme benutzen, desto mehr Vertrauen entwickeln wir. Je natürlicher es im Alltag wird, zu singen, desto mehr Selbstbewusstsein erzeugen wir. Singen macht glücklich und stärkt unseren Selbstwert. Indem wir also den Zugang zu unserer Stimme befreien, lernen wir, uns und unseren Fähigkeiten tiefer zu vertrauen.

Ein wichtiger Teil deiner Arbeit ist die Improvisation. Warum? Und was genau ist das eigentlich?

Ich liebe Improvisation! Sie ist für mich eines der schönsten Mittel, um mich lebendig zu fühlen! Improvisation ist die Kunst, sich im Hier und Jetzt dem freien Fluss hinzugeben, auf spontane Impulse zu hören und der inneren Führung zu folgen. Im Kontext der Stimme und der Bewegung gibt es die freie und die formgebundene Improvisation. Bei der freien Improvisation gibt es kaum Vorgaben, während die formgebundene Improvisation sich innerhalb bestimmter Regeln bewegen kann, wie zum Beispiel einem Zeitrahmen, konkretem Stimm- oder Bewegungsmaterial wie einer Tonleiter und unendlichen vielen anderen Parametern. Improvisation ermöglicht uns, dem Spontanen und Impulshaften in uns wieder mehr Raum zu geben. Sie umarmt die intuitive Eingebung und lehrt uns, auf die innere Stimme zu hören. In meiner Arbeit liebe ich es, auf tausend Arten mit meinen Klienten zu improvisieren: gemeinsam, im Wechsel, über ein Lied oder eine Melodie, eine Bewegungsbegleitung durch den Raum oder Gesten, die sich beim Singen zeigen. Mein Wunsch ist es, dass es für die Menschen wieder natürlicher und normaler wird, zu improvisieren, den Körper und die Stimme im Alltag zu nutzen und Freude an diesen körpereigenen, elementaren Instrumenten zu haben.

Gibt es eine Übung, die unsere Leserinnen zu Hause machen können, um ihr Vertrauen in die eigene Stimme zu stärken?

Auf alle Fälle! Um bei der Improvisation zu bleiben, empfehle ich Folgendes: Wir alle beobachten Kinder dabei, wie sie instinktiv singen, um ihre Umwelt zu beschreiben, Erlebnisse zu verarbeiten oder Geschehnisse im Alltag zu kommentieren. Sie tun es einfach ohne nachzudenken, sie schämen sich nicht, sondern sind in ihrem Ausdruck völlig frei und ungehemmt. Eine wunderbare Übung ist es, genau das zu tun!

Übung 1: Ich singe, was ich tue.

Schau einfach mal, ob du das nächste Mal, wenn du etwas in deiner Wohnung machst, deine Handlung beschreiben kannst. Das sieht zum Beispiel so aus: „Oh, die Haferflocken sind alle. Da schau ich doch mal, schwupps, in den Schrank, ob ich noch eine zweite Packung finde." Und jetzt sing genau diesen Satz! Am Anfang kommt es dir vielleicht noch seltsam vor, aber je öfter du es machst, desto natürlicher und schöner wird es dir vorkommen, deine Gedanken und Handlungen *singend* auszudrücken und zu kommentieren! Dadurch freundest du dich langsam wieder mit deiner Stimme an und gewöhnst dich an ihren Klang. Das Beste aber: Es macht wahnsinnig viel Spaß!

Als Frau, als Mann und als Paar fühlt man sich nach einer Fehlgeburt erst einmal ziemlich verloren. Wie kann die Arbeit mit der Stimme und Gesang da ganz konkret helfen?

An dieser Stelle möchte ich auf die heilsame Wirkung von Gesang und Klängen eingehen. Singen und Tönen hat einen enormen Effekt auf unseren Körper, unsere Seele und unseren Geist. Da Singen eine Art stimmhaftes Atmen ist, kann jeder gesungene Ton wie eine Atemübung für unseren Körper sein. Zum Einen führt das tiefe und bewusste Atmen beim Singen dazu, dass wir unseren Körper und Geist beruhigen, Stress reduzieren und in einen anderen Seinszustand kommen. Das liegt daran, dass unser Atemfluss die Funktion des Parasympathikus beeinflusst. Der Parasympathikus ist eine der drei Komponenten des vegetativen Nervensystems. Er ist beteiligt an der unwillkürlichen Steuerung der meisten inneren Organe und des Blutkreislaufs. Er wird auch als „Ruhenerv" oder „Erholungsnerv" bezeichnet, da er dem Stoffwechsel, der Erholung und dem Aufbau körpereigener Reserven dient (trophotrope Wirkung). Beim Singen sprechen wir den Parasympathikus direkt an, wodurch all die positiven Prozesse im Körper ausgelöst werden, die zur Reduktion von Stress und allgemeiner Erholung führen. Unsere Stimme ist ein klangliches Phänomen, das ohne den Atem nicht hörbar wäre. Dadurch, dass die Phonation mit der Ausatmung geschieht, ist unsere Stimme immer an den Atem gebunden und hat ebenfalls das Potenzial, uns zur Ruhe zu bringen. Das sanfte Vibrieren der Stimme, das Tönen von Lauten und die Produktion von Geräuschen im Einklang mit dem Atem aktiviert gleichermaßen den Parasympathikus.

Nach einer Fehlgeburt ist das Vertrauen in den eigenen Körper erschüttert. Das Erlebte geht mit viel Trauer, Wut und Schmerz einher. Um alleine oder als Paar einen Anker in dieser aufreibenden Zeit zu finden, ist es ratsam, zunächst einmal zur Ruhe zu kommen. Dabei kann das sanfte Vibrieren der Stimme eine wohltuende, erholsame Erfahrung sein. Die folgende Übung hilft dabei, den eigenen Körper zu spüren, den Atem zu beruhigen und verspannte Körperbereiche durch die Vibration der Stimme sanft zu berühren. Sie kann alleine, oder als Paar durchgeführt werden.

Übung 2: Ich lasse los.
Lege dich auf den Rücken und mache es dir ganz bequem. Schließe deine Augen. Versuche, mit jeder Ausatmung, deinen Körper ein Stück mehr loszulassen. Spüre, wie die Erde dich trägt und wie du deinen Körper jetzt völlig schwer werden lassen darfst. Mit der nächsten Ausatmung kannst du mit leicht geöffnetem Mund einen beliebigen Ton hinausströmen lassen. Es spielt keine Rolle, wie der Ton klingt, und es muss nicht schön sein. Spüre einfach, wie sich der Ton und seine Virbration in deinem Körper anfühlt. Mache diese Übung etwa zehn Minuten lang oder solange es sich gut anfühlt. Richte dich dann wieder langsam über die Seite kommend auf und öffne langsam deine Augen.

Was empfiehlst du im Umgang mit Emotionen wie Trauer, Wut oder Hilflosigkeit?
Die Arbeit mit Emotionen ist, psychosomatisch gesehen, höchst spannend und bekommt vor allem in meinen Einzelsitzungen viel Raum. Ich empfehle jedem, sich professionell begleiten zu lassen, sobald die Überforderung im Umgang mit den eigenen Gefühlen zu groß wird. Allerdings können wir alle lernen, unsere Gefühle durchzulassen. Die

zuvor beschriebene Übung eignet sich auch hervorragend dazu, mit Gefühlen zu arbeiten. Beobachte dafür, welches Gefühl sich zeigt und nimm es erst einmal wahr. Wenn du dann beginnst, zu vibrieren, dann erlaube dem Gefühl, dass es sich durch deine Stimme ausdrücken darf. Alles ist erlaubt! Öffne dich dafür, dass du lauter wirst, dass du vielleicht Druck ablässt und richtig losbrüllst oder Worte gesagt werden möchten und Tränen fließen. Du bist ganz sicher und gehalten, denn deine Stimme hilft dir dabei, auszudrücken, was du spürst. Indem du es hörbar machst, erlaubst du dem Gefühl, ganz da zu sein, gesehen zu werden und lässt es auch wieder los. Damit erfüllst du alles, was das Gefühl braucht, um transformiert zu werden. Beobachte, wie du dich im Anschluss fühlst.

Was würdest du Paaren empfehlen, die nach einer traumatischen Erfahrung wieder näher zueinander wollen?

Hört Musik miteinander. Erinnert euch an Lieder, die ihr in der Vergangenheit gerne gehört habt und zeigt sie einander. Erzählt euch die Geschichten, die ihr mit den Songs verbindet. Ihr könnt eine ruhige Atmosphäre kreieren, eine Kerze anzünden und es euch gemütlich machen, damit ihr der Musik ganz bewusst und ohne Ablenkung lauschen könnt. Macht nichts anderes nebenbei, sondern widmet euch ganz der Musik und den Gefühlen, die sie auslöst. Sprecht miteinander über das, was die Musik in euch bewirkt.

Was würdest du explizit Frauen empfehlen, die nach einer Fehlgeburt wieder zurück in ihre weibliche Kraft und das Vertrauen in ihren Körper finden möchten?

Ich habe selber ganz wunderbare Erfahrungen mit folgender Visualisierung gemacht. Bei dieser Meditation geht es darum, sich vorzustellen, dass der Beckenraum eine Schale ist, die mit frischem Wasser gefüllt wird. Auf diese Weise können wir als Frauen liebevollen Kontakt mit unserem Beckenraum und allen Organen aufnehmen und bewusst positive Energie kultivieren. Die Schale ist eine uralte Metapher der

fallen von den Bäumen, werden zu neuer Erde, aus der neue Bäume wachsen, die wieder ihre Blätter verlieren. Die Natur erschafft sich neu: Und das können wir auch! Du hast einen Verlust erlitten und das ist schmerzhaft. Dir wurde etwas genommen, das du geliebt hast. Aber es geht auch weiter. Du atmest. Du siehst die Schönheit der Natur. Du hast Menschen an deiner Seite, die dich lieben. Du bist nicht allein. Das Rad dreht sich weiter. Der Kreislauf geht weiter. Tage kommen, Tage gehen und irgendwann wird auch bei dir wieder Frühling sein.

Ich möchte im Folgenden noch ein wenig mehr auf Bäume und auf das Meer eingehen: zwei von Millionen Möglichkeiten, die die Natur zu bieten hat und die ich unglaublich faszinierend finde. Es gibt ganze Bücher über die heilende Kraft der Bäume (im Anhang habe ich einige zusammengestellt) und das hier ist natürlich nur ein kurzer Abriss. Vielleicht inspiriert er dich ja, dich in diesem Bereich weiter zu informieren. Bäume haben tatsächlich nicht nur einen beruhigen Effekt auf unsere Stimmung, sondern stärken sogar unser Immunsystem! Es gibt eine Studie aus dem Jahr 1984 (von Roger Ulrich), die gezeigt hat, dass bei Patienten, die nach einer Gallenblasenoperation einen Baum vor ihrem Krankenhausfenster stehen hatten, Wunden schneller heilten und sie früher nach Hause entlassen werden konnten. Sie brauchten im Durchschnitt auch weniger Schmerzmittel als die Patienten, die keinen Baum vor dem Fenster hatten. Nur dank eines Baumes! In einer anderen Studie wurde Menschen nach einem Waldspaziergang Blut abgenommen und dieses wurde dann analysiert. Es wurde festgestellt, dass wichtige Bestandteile des menschlichen Immunsystems aktiviert und gestärkt wurden! Nach einem kurzen Waldspaziergang wurden fast 40 Prozent mehr natürliche Killerzellen im Blut nachgewiesen und der Effekt hielt sieben Tage lang. Dieser Effekt wird durch die Terpene hervorgerufen: Botenstoffe, die die Bäume über Blätter und Borke aussenden und die wir dann einatmen. Diese Duftstoffe können übrigens auch in ätherischen Ölen festgehalten werden. Über die Vorteile der Aromatherapie schrieb ich weiter vorne bereits. Spannend finde ich auch, dass das menschliche Gehirn auf eine Begegnung mit einem Baum – oder Tier –

ähnlich reagiert wie bei der Begegnung mit einem geliebten Menschen. Das Gehirn schüttet Bindungshormone aus, die man sonst nur aus Studien über zwischenmenschliche Beziehungen kennt. Darüber hinaus aktiviert der Kontakt zu Bäumen tatsächlich sogar den sogenannten Nerv der Ruhe, der uns insbesondere bei Angst und Stress hilft, herunterzufahren und zu uns selbst zu finden.

Auch auf der Meta-Ebene können uns Bäume helfen, wieder ins Vertrauen zu kommen: Bäume sind geerdet. Sie haben Wurzeln, die tief ins Erdreich dringen und lassen sich nur schwer aus der Ruhe bringen. An einen Baum zu denken, der fest mit dem Erdreich verbunden ist, kann uns helfen, wenn wir Angst oder Panik verspüren. Wenn wir einfach kurz die Augen schließen und uns einen starken Baum vorstellen, so kann allein die Vorstellung uns zur Ruhe bringen. Umarmen wir Bäume, so spüren wir auch: Sie kippen nicht um. Wir können uns mit unserem ganzen Gewicht an sie anlehnen und sie halten uns. Sie sind wie ein Fels in der Brandung, wie ein sicherer Hafen. Diese Bilder (und das tatsächliche Anlehnen) können uns in schwierigen Zeiten helfen und wir können sie bei Bedarf ganz bewusst abrufen.

Und das Meer? Auch darauf möchte ich noch eingehen, da ich das Meer neben Bäumen ganz besonders heilsam finde! Allein die Vorstellung, dass wir alle aus dem Meer kommen, gibt mir in meiner Vorstellung schon ein ganz wohliges Gefühl. Und vielleicht ist es ja unter anderem deswegen, dass viele von uns eine besondere Verbindung zu dem Element Wasser spüren. Warst du als Kind auch oft am Meer im Urlaub? Kennst du den Moment, wenn du am Urlaubsort angekommen bist, deine Koffer noch nicht einmal ausgepackt sind, und du schon zum Meer läufst, vielleicht eine Düne hinauf und dann siehst du es: das ewig weite, grau-blaue Meer. Ein Moment, den man nicht vergisst und dem auch viele von uns im Erwachsenenalter noch nachhängen und im Urlaub gerne wiederholen. Aber es ist nicht nur die Erinnerung an unsere Kindheit und die Erfahrung, die wir damit verbinden, die das Meer für viele von uns zu einem besonders heilsamen Ort macht. Es ist auch hier wieder die Meta-Ebene, auf der wir viel vom Meer lernen können:

Nehmen wir zum Beispiel die Wellen. Sie kommen und gehen. Immer wieder. Aber nie gleich. Jede Welle sieht anders aus, keine ist genau wie die vorherige. Niemand kann genau sagen, wie die nächste Welle aussehen wird, aber jeder weiß, dass die nächste Welle kommt. Genauso ist es mit dem Leben: Wir wissen nicht, was das Morgen bringt, wir wissen nicht einmal genau, wie die nächste Stunde aussehen wird. Aber wir wissen, dass sie kommt, dass es weitergeht. Immer weiter. Wie die Wellen, die immer wieder kommen. Wir können sie nicht stoppen. Selbst mit vereinten Kräften könnten wir Menschen die Wellen nicht daran hindern, sich weiter zu bewegen, genauso wenig wie wir den Lauf der Zeit stoppen können. Am Meer werden wir daran erinnert, dass wir gar keine andere Möglichkeit haben als loszulassen, als uns dem Leben hinzugeben, so wie auch die Wellen. Das Leben kommt manchmal anders, als wir es dachten, auch anders, als wir es erhofften: zum Beispiel mit einer Fehlgeburt, die über uns einbricht, oder wie eine Welle, die wir beim Spielen im Meer falsch eingeschätzt haben und die plötzlich über uns zusammenbricht. Wir schlucken Wasser, wissen für einen Moment nicht mehr, wo oben und wo unten ist, sehen nichts, verlieren die Orientierung – und kommen dann plötzlich wieder an die Oberfläche, sehen die Sonne über uns, finden wieder zu uns. So ergeht es vielen von uns auch bei einer Fehlgeburt: Die Gefühle überrollen uns, wir wissen nicht, wohin mit uns, können nicht richtig nachvollziehen, was da gerade passiert. Aber irgendwann fließt die Welle weiter und wir sind wieder in der Lage, die Sonne zu sehen und uns zu orientieren.

Ein anderes Beispiel ist die Tiefe und die Weite des Meeres. Wenn wir vor dem Meer stehen, können wir 4,3 Kilometer in die Ferne zum Horizont schauen – das mag für einige viel klingen und für andere wenig. So oder so sehen wir mit Blick auf das Meer weiter als wir es sonst in unserem Alltag tun und können uns selbst so in eine andere Perspektive rücken. Plötzlich fühlen wir, dass die Welt so viel größer ist als unser eigenes Schicksal. Plötzlich nehmen wir wahr, dass da noch so viel mehr ist als unsere eigene Geschichte. Dadurch, dass wir uns selbst in eine andere Perspektive rücken, unsere eigene Geschichte vielleicht auf einmal so klein aussieht, können wir einen anderen Umgang mit unseren Gefühlen erschaffen. Wir können sie wahrnehmen und gleichzeitig spüren, dass wir so viel mehr sind als diese Gefühle der Trauer und der Angst. Wenn wir auf das Meer gucken, spüren wir manchmal: Wir sind unendlich! Und die Angst in uns ist nur ein winziger Teil von uns. Der Blick in die Ferne kann uns auch zu mehr Freiheit in unserem Denken und Fühlen verhelfen. Viele verbinden das Meer mit Freiheit, denn schließlich stießen von hier die ersten Entdecker in See, um die Welt zu erkunden. Gerade wenn wir uns nach einer Fehlgeburt ein wenig gefangen fühlen in unseren eigenen Gefühlen und unseren Erfahrungen, dann hilft der Blick in die Ferne, um uns wieder frei zu machen. Und schließlich ist es auch so, dass am Ende alles ins Meer fließt – alles endet dort. Jeder Fluss endet irgendwann im Meer und somit ist das Meer auch ein wunderbarer Ort zum Abschiednehmen. Wir alle kommen aus dem Meer und am Ende fließt alles dorthin zurück – und wir können dort loslassen. Wir können unseren Schmerz den Wellen übergeben, wir können uns verabschieden, uns befreien von der Last, die wir tragen, sie dem ewigen Meer übergeben. Das Meer ist ein wunderbarer Ort für ein Abschiedsritual für dich allein oder mit deinem Partner! Schau dafür gern noch einmal im Kapitel über Abschiedsrituale nach.

Noch etwas möchte ich zum Thema Natur sagen: Sicherlich hast du bereits davon gehört, wie wichtig es ist, dass wir dankbar sind für das, was wir haben, anstatt uns darauf zu konzentrieren, was wir nicht haben. Diese Theorie kommt aus der positiven Psychologie und hat mittlerweile an großer Beliebtheit und auch an Akzeptanz gewonnen. Das ist großartig, denn auch ich persönlich habe erlebt, wie viel sich im Leben verändert, wenn man anfängt, dankbar zu sein – für die Kleinigkeiten und für die großen Dinge im Leben. In der Natur fällt es uns oft besonders leicht, dankbar zu sein. Wie wunderschön ist es, die Sonne auf der Haut zu spüren? Wie wunderschön ist es, die Rinde eines Baumes zu berühren? Wie wunderschön ist es, an einer Blume zu riechen? Ich könnte hier noch ewig Beispiele bringen. Es ist in der Natur so viel leichter, sich in einen Zustand tiefer Dankbarkeit für das Hier und Jetzt zu bringen, als es ist, wenn wir zu Hause oder in unserem Büro sind. Ja, auch hier können wir ganz bewusst dankbar sein für das, was wir haben: den Becher Kaffee, die schöne Zimmerpflanze, die netten Kollegen ... Es fällt nur manchmal etwas schwerer. Im Wald oder am Meer dagegen kommt das Gefühl der Dankbarkeit oft ganz von allein und hilft uns, seelischen Schmerz und Trauer zu heilen.

Ich bin mir sicher: Es gibt einen Aspekt der Natur, mit dem du dich besonders verbunden fühlst – ein See oder Fluss, ein Berg oder auch eine besondere Pflanze. All dies kann für dich genau den gleichen heilenden Effekt haben wie das hier beschriebene Meer oder die Bäume. Verbinde dich in schwierigen Zeiten mit deiner Lieblingsblume, mit einem Berg, mit einem See. Entweder, indem du dich physisch dorthin bewegst, oder, indem du sie dir vor deinem inneren Auge vorstellst. Und dann lass dich von Mutter Natur heilen.

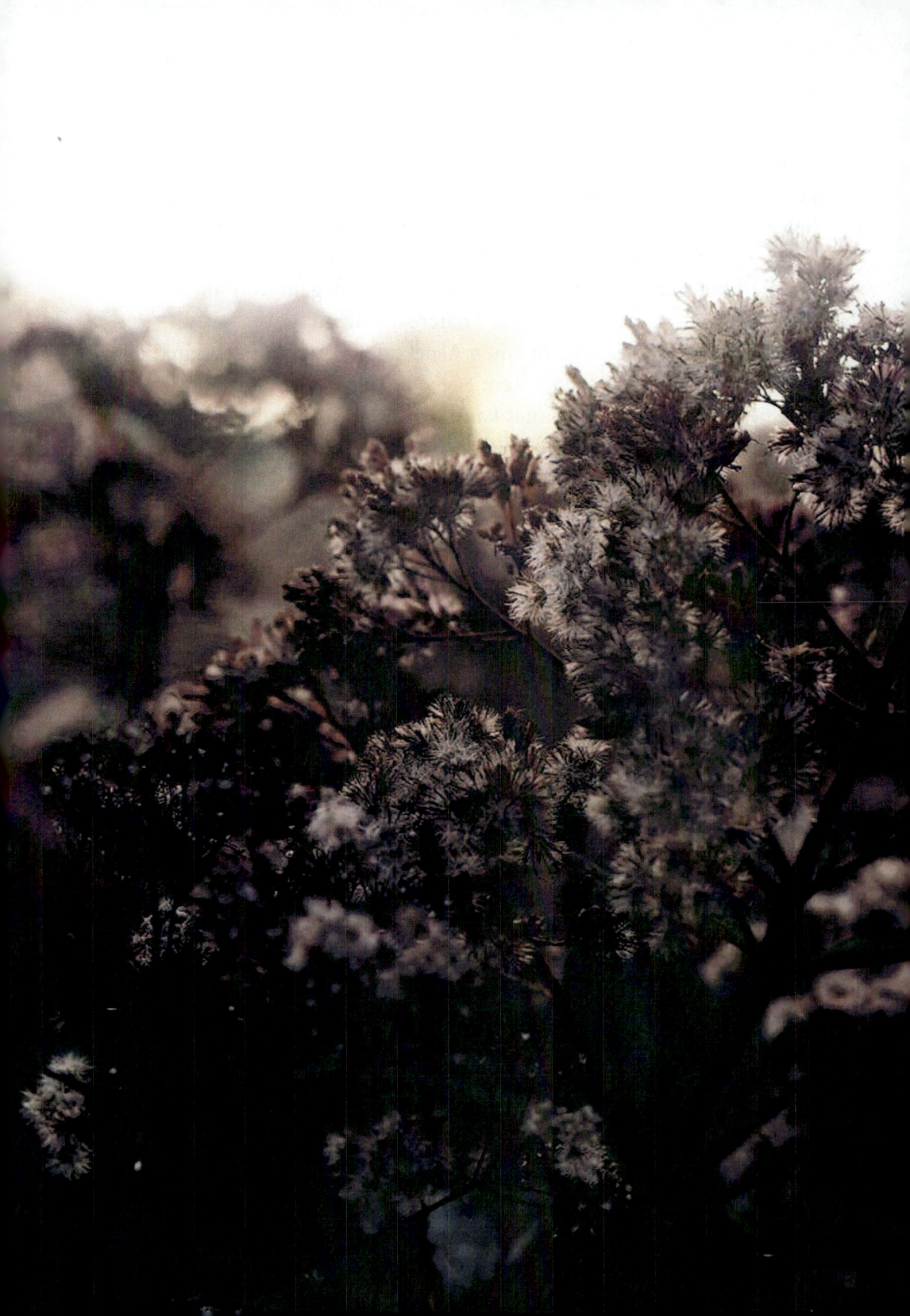

NACHWORT

Nachwort

Das Schreiben dieses Buches war für mich in vielerlei Hinsicht etwas ganz Besonderes: Zum einen durfte ich noch einmal durch meine eigenen Erfahrungen gehen und mir sind dabei viele Details wieder eingefallen, die ich im Laufe der Jahre (fast) vergessen hatte. Das tat mir sehr gut. Zum anderen kam ich durch das Buch in Kontakt mit tollen, starken Frauen: Hebammen, Aromatherapie-Expertinnen, der Musikpädagogin Agata Dlugos und anderen. Das war nicht nur sehr inspirierend, sondern auch wunderschön zu sehen, wie viele Frauen da draußen sich für andere Frauen und deren Empowerment einsetzen! Und dann wiederum war ich in einem wunderschönen Austausch mit sehr vielen Frauen, die ebenfalls eine Fehlgeburt erlebt haben: Einige von ihnen haben ihren Weg in dieses Buch gefunden und teilen hier ihre Erfahrungsberichte. Und sie alle schrieben mir im Nachhinein, wie wertvoll es für sie war, den Erfahrungsbericht zu schreiben. Das Schreiben hat bei ihnen – wie auch bei mir – noch einmal viel ausgelöst, aber gleichzeitig auch viel geheilt.

Das Feedback der vielen Frauen (und Männer) war für mich wahnsinnig schön und hat mich dazu inspiriert, zusätzlich zu diesem Buch eine Website aufzusetzen: Auf www.vertrauen-nach-fehlgeburt.de werden Frauen und Männer dazu eingeladen, ihre Erfahrungen mit anderen Betroffenen zu teilen. Auf der Website sind auch einige der Informationen aus diesem Buch enthalten, sie dient jedoch nicht als Ersatz, sondern eher als Plattform, um die Geschichten anderer Frauen zu lesen und die eigene Geschichte aufzuschreiben und mit der Welt zu teilen – und dadurch auch ein Stück weit loszulassen.

Mit diesem Buch und der Website www.vertrauen-nach-fehlgeburt.de hoffe ich, langfristig alle Frauen erreichen zu können, die sich nach einer Fehlgeburt nach Hilfe, Verständnis und Austausch sehnen.

Als ich das halb fertige Manuskript einigen Frauen zum Lesen gab, da kam unter anderem ein Satz als Feedback zurück, der mich unglaublich berührt hat: „Das Lesen deines Buches fühlt sich an wie ein offenes, lebendiges Gespräch mit der besten Freundin!" Ich hoffe sehr, dass viele Frauen (und auch Männer) sich so fühlen, während sie dieses Buch lesen. Und es ist mein großer Wunsch, mit diesem Buch und der Website eine positive Revolution im Umgang mit Fehlgeburten zu starten! Lasst uns gemeinsam bestärkt aus unseren Erfahrungen hervorgehen, lasst uns gemeinsam selbstbestimmt durch das Leben gehen und lasst uns gemeinsam voller Vertrauen unsere eigene Weiblichkeit mit all ihrer wunderschönen Kraft zelebrieren!

Zum Weiterlesen

Die Kraft der Natur:

Der Heilungscode der Natur – Clemens G. Arvay (Riemann Verlag, 2016)

Die wertvolle Medizin des Waldes – Dr. Qing Li (Rowohlt Taschenbuch, 2018)

Das geheime Band zwischen Mensch und Natur – Peter Wohlleben (Ludwig Buchverlag, 2019)

Ernährung:

Heile deine Schilddrüse – Anthony William (Arkana, 2018)

Dr. Barnards revolutionäre Methode gegen Diabetes – Neal Barnard (Unimedica, ein Imprint der Narayana Verlag, 2016)

Eat to Live – Joel Fuhrmann (Unimedica, ein Imprint der Narayana Verlag, 2016)

How Not do Die – Michael Greger (Unimedica, ein Imprint der Narayana Verlag, 2016)

Vegan Klichee Adé – Niko Rittenau (Ventil Verlag, 2019)

Beziehung – zu sich selbst und dem Partner:

Die fünf Sprachen der Liebe – Gary Chapman (Francke-Buchhandlung, 2010)

Anleitung zum Unglücklichsein – Paul Watzlawick (Piper Taschenbuch, 2009)

Was ich vom Leben gelernt habe – Oprah Winfrey (Fischer Taschenbuch, 2015)

Achtsamkeit/Meditation:

Jetzt! Die Kraft der Gegenwart – Eckhart Tolle (Kamphausen Media GmbH, 2010)

Search Inside Yourself: Optimiere dein Leben durch Achtsamkeit – Chade-Meng Tan (Arkana, 2012)

Meditation erleben: Innere Ruhe finden – Davidji (L.E.O. Verlag, 2015)

Mini-Meditationen – Ulrich Hoffmann (GRÄFE UND UNZER Verlag GmbH, 2014)

Danksagung

Am 31. Dezember 2019 saß ich abends um kurz vor Mitternacht in Spanien am Strand und blickte in den Sternenhimmel. Und während ich da so saß und über das vergangene Jahr nachdachte, da kam mir der Gedanke, dass ich 2020 Frauen dabei helfen möchte, nach einer Fehlgeburt wieder ins Vertrauen, in die Lebensfreude und in die Fülle zu kommen. Kurze Zeit nachdem ich diesen Gedanken gedacht hatte, schlug es Mitternacht und das neue Jahr fing an. Mein Mann und ich blickten weiter in den Sternenhimmel und zählten sieben Sternschnuppen, bevor wir uns etwas später zu unseren beiden Kindern in unser großes Bett im Wohnmobil kuschelten. Sechs Tage später erzählte ich Anne von meinen Gedanken und wie sich herausstellte, war sie gerade dabei, einen Verlag zu gründen und schlug vor, meine Idee, Frauen zurück zum Vertrauen zu helfen, als Buch zu veröffentlichen! Drei Monate später schickte ich ihr das fertige Manuskript. Der Entstehungsprozess dieses Buches war so wunderschön, so fließend, so selbstverständlich – und dafür bin ich unendlich dankbar! Vor allem meiner Verlegerin Anne, die mir von der ersten Idee an vertraut hat, ohne auch nur ein Wort des Buches gelesen zu haben!

Mein ganz besonderer Dank gilt meinem Mann Johann, der mich während des Schreibens – und sowieso immer in den letzten elf Jahren – bedingungslos unterstützt hat und mir den Rücken freigehalten hat!

Außerdem bin ich allen, die auf die eine oder andere Weise am Buch mitgewirkt haben, unglaublich dankbar – sei es durch Ideen, die sie geteilt haben, durch einen Erfahrungsbericht, durch das Gut-zusprechen, dadurch, dass ich mich bei ihnen zum Schreiben zurückziehen durfte, oder das Korrekturlesen. Ein riesengroßes Danke für die Unterstützung geht an meine Mutter, Louise, Cathrin, Ann-Magritt, Celia, Vera, Nicole, Torsten, Fee, Tom, Ros, Chris, Agata und Julia. Und natürlich an Stephanie, die mich zu der Idee des Buches inspiriert hat. Und auch an all die vielen wundervollen Frauen, die mit mir gesprochen haben, mir geschrieben haben, ihre Erfahrungen und Gefühle mit mir geteilt haben!

Und dann möchte ich meinem Vater danken, der mir immer deutlich gemacht hat, dass ich alles schaffen kann, was ich will, wenn ich nur vertraue. Und meinen drei Brüdern, die mir geholfen haben, mich durchzusetzen, wenn es sein muss, und meine Persönlichkeit zu entwickeln. Ohne meine Familie wäre ich nicht die, die ich bin und wäre dieses Buch niemals das, was es ist.

Über die Autorin

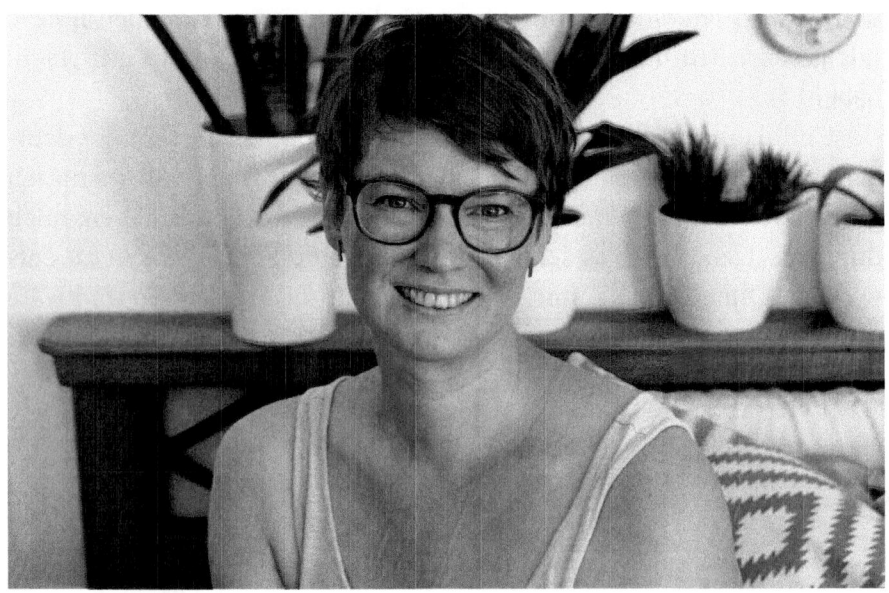

Rosa Koppelmann - vier Schwangerschaften, ein Kaiserschnitt, zwei Stille Geburten, eine Hausgeburt - arbeitet heute als freie Journalistin, Autorin und Bloggerin zu den Themen Nachhaltigkeit, Female Empowerment und persönliche Weiterentwicklung.

Nach einem BA in Interkultureller Vermittlung, einem MA in Afrikanistik und einer Ausbildung zur Ernährungsberaterin hat Rosa erst freiberuflich als Übersetzerin und Sprachlehrerin gearbeitet. 2016 gründete sie zusammen mit ihrem Mann die Whole Food Box, eine Abobox für vollwertig vegane Bio-Lebensmittel. 2019 hat das Ehepaar das erfolgreiche Unternehmen verkauft, um mit ihren zwei Kindern im Wohnmobil durch Europa zu reisen. Seitdem arbeitet Rosa als Bloggerin, Autorin und Journalistin und beschäftigt sich mit den Themen Nachhaltigkeit, Female Empowerment und Persönliche Weiterentwicklung.

Prophezeit wurde ihr ihre Zukunft als Schriftstellerin schon vor vielen Jahren, als sie im Flugzeug neben einer Frau saß, die sie beim Aussteigen plötzlich ernst ansah und sagte: „You should write!" Neben dem Schreiben liegt ihre Leidenschaft darin, anderen Menschen dabei zu helfen, in ihre eigene Kraft zu kommen. In nicht allzu ferner Zukunft sieht sie sich Coachings anbieten in ihrer eigenen Praxis.

Weitere Mitwirkende am Buch:
Cate Brodersen (Fotografie)

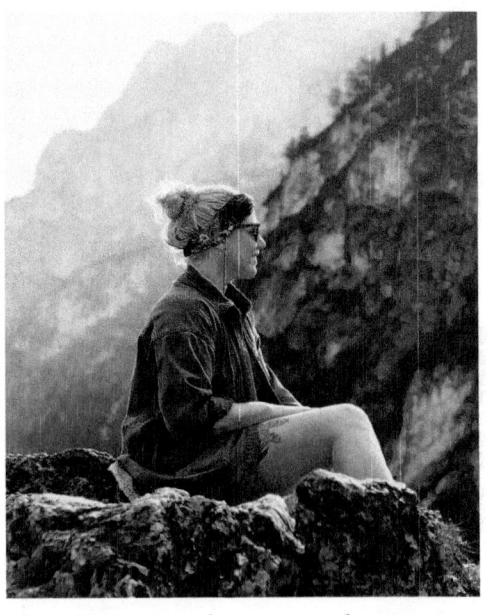

Ursprünglich aus Norddeutschland lebt Cate heute, mit einem etwa dreijährigen Zwischenstopp in der britischen Kultstadt London, im Herzen Europas im schönen Zürich. Als Kultur- und Sprachmittlerin hat sie ihre Aufgabe darin gefunden, sowohl als Social Media Spezialistin als auch als Fotografin Firmen dabei zu unterstützen, ihren digitalen Markenauftritt kreativ und ausdrucksstark zu gestalten.

Um besondere Momente mit der Linse einzufangen, ist der Fotoapparat einer ihrer liebsten Begleiter auf Alltagsabenteuern und Reisen. Die Fotografie verbindet sie stark mit Emotionen – Emotionen, die mit besonderen Geschichten, Erlebnissen oder Erinnerungen verbunden sind. Jedes Foto und jede Geschichte löst etwas Positives in Cate aus, vor allem aber auch ein Gefühl der Ruhe. Und so versucht sie, mit einem kreativen Auge fürs Detail die Betrachter ihrer Aufnahmen für einen kurzen Moment in eine andere Welt eintauchen zu lassen.

www.catebrodersen.com | hello@catebrodersen.com | Instagram: @catebrodersen